Yoga para ansiosos

Mary NurrieStearns   **Rick** NurrieStearns

Yoga para ansiosos

Meditações e práticas para acalmar o corpo e a mente.

Tradução
Maria Clara de Biase W. Fernandes

1ª edição

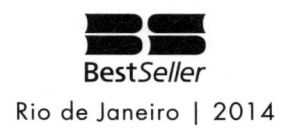

BestSeller

Rio de Janeiro | 2014

CIP-BRASIL. CATALOGAÇÃO NA FONTE
SINDICATO NACIONAL DOS EDITORES DE LIVROS, RJ

NurrieStearns, Mary.

N947y   Yoga para ansiosos / Mary NurrieStearns, Rick NurrieStearns; tradução:
Maria Clara De Biase W. Fernandes. – Rio de Janeiro: Best*Seller*, 2014.

Tradução de: Yoga for anxienty
ISBN 978-85-7684-726-7

1. Yoga 2. Ansiedade. I. NurrieStearns, Rick, 1953-. II. Título.

13-1381.   CDD: 613.7046
                                                           CDU: 613.72

Texto revisado segundo o novo Acordo Ortográfico da Língua Portuguesa.

Título original
YOGA FOR ANXIETY
Copyright © 2009 by Mary NurrieStearns, LCSW, RYT e Rick NurrieStearns e
New Harbinger Publications
Copyright da tradução © 2013 by Editora Best Seller Ltda.

Publicado mediante acordo com New Harbinger Publications.
5674 Shattuck Avenue, Oakland, CA 94609.

Nota da editora
A presente publicação foi criada para fornecer informações exatas e oficiais sobre os assuntos tratados no livro. Ela é vendida com o entendimento de que a editora não oferece nenhum serviço profissional, psicológico, financeiro ou legal sobre o assunto em questão. Se a assistência ou o conselho de um especialista se fizer necessário, os serviços de um profissional competente devem ser procurados.

Nota ao leitor
A prática de Yoga é uma atividade saudável e prazerosa. No entanto, não substitui o cuidado médico. Às vezes, o Yoga é mais eficaz como uma ação complementar aos conselhos médicos. Tratamentos profissionais, incluindo remédios, podem ser úteis, especialmente se o leitor tiver um histórico de trauma ou ansiedade intensa. Se você já faz tratamento para a ansiedade, por favor, consulte seu médico ou terapeuta antes de começar a prática descrita neste livro.

Capa: Guilherme Peres
Editoração eletrônica: Abreu's System

Direitos exclusivos de publicação em língua portuguesa para o Brasil
adquiridos pela
EDITORA BEST SELLER LTDA.
Rua Argentina, 171, parte, São Cristóvão
Rio de Janeiro, RJ – 20921-380
que se reserva a propriedade literária desta tradução

Impresso no Brasil

ISBN 978-85-7684-726-7

Sumário

Agradecimentos

Agradecemos à editora original, New Harbinger Publications, e especialmente a Jess O'Brien, por tornar este livro possível, Jess Beebe, por ser uma luz guia que manteve nossa escrita no rumo, e Nelda Street, por sua excelente edição.

Um agradecimento especial à nossa consultora em escrita Hal Zina Bennett, que nos ajudou a expressar nossos corações — e muito mais — neste livro.

Somos gratos aos clientes, alunos e participantes de retiros. A coragem que vocês têm para permanecer no rumo nos comove e aumenta nosso reconhecimento do quanto esses exercícios são poderosos.

Agradecemos a Sara Wright por posar para as fotos de posturas de Yoga neste livro, e a Chris Claussen por tirá-las tão bem. E aos alunos de Yoga de Mary por ajudarem a desenvolver a sequência para a prática diária.

Somos gratos àqueles que nos inspiraram ao longo do caminho, inclusive Gay e Kathlyn Hendricks, o padre Thomas Keating, Richard Moss, John Tarrant, Adyashanti, Pema Chödron, Hameed Ali e Eckhart Tolle.

Agradecemos a nossos gatos, que ronronaram para que seguíssemos em frente, e a nosso cão, que nos garantiu pausas para passear.

E obrigado a nossos familiares e amigos, que esperaram pacientemente até estarmos disponíveis de novo.

— Rick e Mary

Introdução

Muitos anos atrás, caminhamos em uma bela trilha chamada Angels Landing, no Zion National Park, em Utah. Começava com uma subida difícil em ziguezague por um caminho pavimentado. Ao chegarmos na parte mais acima, entramos em um desfiladeiro com um caminho sombreado gradualmente inclinado.

Quando imaginávamos que o fim da trilha estava próximo, ela virava e revelava-nos zigue-zagues ainda mais íngremes. Estávamos determinados a chegar ao topo da trilha, porque as pessoas que desciam pareciam impressionadas com a vista de tirar o fôlego e queríamos ver do que todos estavam falando.

O caminho se tornou cada vez mais intimidador e ameaçador. Havia pesadas correntes presas às paredes rochosas para as pessoas se segurarem. Na beira de um penhasco a trilha tinha apenas trinta centímetros de largura com uma queda de 365 metros até rio abaixo. Os andarilhos que desciam nos encorajavam a prosseguir, dizendo que a vista do topo era maravilhosa. Com seu apoio, continuamos.

Subimos hesitantemente como todas as pessoas sobem, pondo um pé na frente do outro e prosseguindo uma respiração de cada vez. Quando chegamos ao cume, sorrimos e suspiramos de alívio, porém sabíamos que tínhamos de descer pelo mesmo caminho que percorremos para subir. Preocupados, almoçamos e começamos a voltar. Na descida, houve momentos em que nos concentramos mais no que poderia dar errado e menos em onde o chão era firme sob nossos pés. De vez em quando, tínhamos de parar e lembrar um ao outro de respirar, de que estávamos bem, e então recomeçar.

Algum tempo depois de nossa viagem a Zion, Rick resolveu caminhar pela floresta perto de nossa casa como uma forma de meditação diária. Tendo durante muito tempo se fiado em sua mente de aço para conduzi-lo em sua vida, Rick, às vezes, achava que ela lhe tirava a vivacidade. Pôr um pé na frente do outro o ajudou a desacelerar e se conectar consigo mesmo, o que o levou em uma poderosa jornada de cura, pois somente então pôde ampliar a capacidade de sentir e ser tocado pelas práticas meditativas que realizava há muitos anos.

Dar um passo de cada vez permitiu a Mary viver dentro de si mesma. Seus pensamentos costumavam correr à frente de seu corpo, preocupados com o que aconteceria a seguir e com as coisas de que ela precisaria cuidar. Era como se a mente dela vivesse em um fuso horário diferente do corpo. Depois da caminhada em Angels Landing, ela passou a recitar silenciosamente as palavras "pise aqui" durante as caminhadas matinais, porque isso concentrava sua atenção na caminhada. Pouco a pouco seu corpo e sua mente começaram a se mover juntos como se fossem um só, tornando possível para ela integrar o que suas práticas de Yoga lhe revelaram.

Pôr um pé na frente do outro é tão simples que pode se tornar uma ação automática, permitindo às nossas mentes ir a outro lugar e perder a sincronização com nossa experiência. Em consequência disso, nós nos esquecemos do que estamos fazendo, de quem somos e de onde estamos. Todo esse esquecimento causa uma dolorosa ansiedade. A cura dessa ansiedade depende de nos lembrarmos de novo.

Nós estamos em uma jornada de Yoga juntos desde que nos conhecemos, vinte anos atrás, e este livro é nosso modo de partilhar o que aprendemos. Ambos sofríamos de ansiedade e descobrimos que a prática de Yoga nos ajuda a lembrarmos quem somos, a nos reconectarmos com nós mesmos e a nos enga-jarmos mais plenamente na vida. Não afirmamos ter o conhecimento acadêmico de Yoga, mas vivemos seus benefícios reais e duradouros. O Yoga trouxe uma cura profunda para nós e as pessoas com quem trabalhamos em retiros, seminá-rios e aconselhamento.

Embora a prática de Yoga seja fortalecedora e segura, não substitui a assistên-cia médica. Às vezes, o Yoga é mais eficaz como autocuidado suplementar ao aconselhamento médico. O tratamento profissional, inclusive medicamentoso, pode ser útil, especialmente se você tem uma história de trauma ou ansiedade intensa. Se estiver recebendo tratamento para ansiedade, por favor, consulte seu terapeuta ou médico antes de realizar as práticas neste livro.

Nós só ensinamos o que praticamos. Por isso, ao experimentar as práticas apresentadas neste livro, saiba que estamos com você. E, ao longo do caminho, lembre-se de ir passo a passo — uma respiração de cada vez.

Capítulo 1

Entendendo a ansiedade

As dificuldades moldam a alma. [...] Podem ser lições que nos levam a saber quem somos.

— Dra. Jean Shinoda Bolen

A ansiedade é uma grande dificuldade que pode acompanhar você por anos e às vezes parecer insuportável. Mas, surpreendentemente, com a ajuda de exercícios de Yoga, a ansiedade e não só se torna tolerável como também diminui e influi cada vez menos em sua vida. Também é uma daquelas dificuldades que, quando reconhecidas e examinadas, podem lhe mostrar quem você realmente é — e, nesse caso, ser uma dádiva para a vida toda. Por mais que isso possa parecer estranho, você está prestes a descobrir que a ansiedade não é a inimiga que parece ser.

Saiba que você não é a única pessoa a sofrer de ansiedade. Muitos sofrem dela, inclusive nós, e não é uma falha pessoal ser ansioso. Vivemos em uma época estressante. A turbulência econômica, o terrorismo e o aquecimento global ameaçam nossa existência coletiva. Embora sua ansiedade pareça pessoal e esteja relacionada com suas experiências individuais, ela ocorre no contexto da ansiedade local, nacional e global. Não sabemos como acabar com a ansiedade coletiva, mas a prática de Yoga discutida neste livro pode ajudá-lo a relaxar e ter acesso à paz interior. Também sabemos, por experiência própria, que reduzir a ansiedade traz alegria para sua vida e encoraja aqueles ao seu redor. Portanto, enquanto você se concentra em sua cura individual, console-se ao saber que isso afeta a vida dos outros de um modo positivo.

Este livro não é apenas sobre ansiedade; é basicamente sobre aprender a se acalmar e ficar satisfeito. Embora você tenha experimentado a ansiedade, provavelmente também já ficou relaxado, mesmo tendo se passado algum tempo desde que se sentiu assim. Somos propensos ao relaxamento porque é um estado natural em que nos conectamos com nós mesmos e não lutamos contra a vida. Estar relaxado não o torna passivo, alienado ou irresponsável. Em vez disso, essa sensação permite que você aproveite a vida e se sinta bem sendo você. Ao mesmo tempo, ajuda a torná-lo são e a fazer escolhas sábias. Exercício a exercício, passo a passo e um momento de cada vez, o Yoga o ajuda a saber quem você é e a ficar mais à vontade em sua vida.

Mary tem um longo histórico de ansiedade, e atribui grande parte de sua cura ao Yoga. Essas práticas continuam a equilibrá-la e acalmá-la quando necessário, como mostra a história a seguir. Ela costumava ter ataques de pânico em voos comerciais. Por isso, ficou surpresa muitos anos atrás, quando nos conhecemos, por adorar voar com Rick em um avião monomotor. Ela recorda:

No início de nosso relacionamento, eu me apaixonei por Rick quando ele me levou para voar em um avião particular. Ele estava tão feliz no céu, dançando com as nuvens. Então, logo após nosso casamento, nossas finanças mudaram e não tivemos mais dinheiro extra para ter um avião. Durante anos, Rick observou saudosamente aviões voando acima de nossas cabeças. Alguns anos atrás, nossa situação econômica melhorou. Um dia, Rick telefonou para mim do trabalho e disse:

— Mary, descobri um ótimo negócio em um avião.

Dei de ombros com medo e respondi friamente:

— Para que precisamos de um?

A voz de Rick se tornou mais baixa e ele murmurou:

— Ok.

Um mês depois, ele telefonou e disse animadamente:

— O preço caiu muito; é um excelente negócio agora.

Sabendo que ele adorava voar, reprimi meu medo e respondi:

— Se quiser comprar o avião, você tem a minha permissão.

Não lhe disse que estava preocupada com a segurança no avião. Achei que ficaríamos mais seguros se eu também aprendesse a pilotar, por isso Rick está me ensinando. Durante meu aprendizado, experimentei forte ansiedade e até mesmo alguns pequenos ataques de pânico, os primeiros em mais de 25 anos. Mas graças aos meus exercícios de Yoga, eu consegui respirar profundamente, me concentrar no que estava fazendo e testemunhar meus pensamentos de preocupação. Em consequência disso, o pânico não me dominou totalmente. Reconhecer a ansiedade e respirar através de Yoga me dá confiança, e agora, às vezes, relaxo enquanto voo. Além disso, partilhar o prazer de Rick em voar é maravilhoso para mim, e ele fica muito comovido por eu estar enfrentando meu velho medo de cair para a morte.

Experimentar medo e ansiedade é desconfortável, e, se você for como a maioria das pessoas, tenta evitar ambos. Resiste a eles, deseja que passem e não quer conhecê-los melhor ou lidar com eles. Contudo, conhecer intimamente a ansiedade ajuda a dissipá-la, e este livro lhe mostra como curá-la de modo seguro e gradual. O primeiro capítulo contém muitas informações sobre a ansiedade, porque descobrimos que aprender mais sobre ela é um bom primeiro passo para a cura.

Distinguindo medo de ansiedade

Para que você realmente possa entender o que está acontecendo em seu íntimo, vamos diferenciar as palavras "medo" e "ansiedade", porque frequentemente são usadas de forma intercambiável. O medo é a resposta física a uma ameaça externa, uma reação instintiva ao perigo para preservar a vida. A ansiedade não é uma reação a um perigo iminente. Está associada a lembranças e antecipação do medo, e talvez a uma predisposição biológica.

O modo como a ansiedade realmente ocorre no corpo é surpreendente e complexo. Segundo Joseph LeDoux em seu artigo "Emotional Memory" (2007), as experiências emocionais deixam fortes marcas no cérebro. Através de um processo chamado *condicionamento ao medo*, as células que processam e transmitem informações no sistema nervoso se tornam condicionadas, codificando a lembrança do medo e permitindo que ele assuma uma vida própria no corpo e na mente. Assim, pensar em um acontecimento assustador no passado dispara a reação de medo no presente. Por exemplo, quando você se lembra de um época em que esteve muito perto de uma simples queda, sente o mesmo medo que sentiu na ocasião.

Medo

Você sabe o quanto o medo pode ser debilitante. Deparar-se com algo que realmente teme o faz se sentir paralisado, impedido de seguir. Geralmente você evita o que teme, sejam aranhas, cobras, altura, voar, multidões, espaços fechados, falar em público, ficar só ou inúmeras outras experiências. O medo pode impedi-lo de fazer algo que realmente quer. Por exemplo, se você tem medo de altura, e está na plataforma de observação de um prédio alto ou no Grand Canyon e quer ir até o corrimão para dar uma olhada, você hesita, engole em seco e sente seu coração batendo. Recua e se maravilha com as pessoas que vão até a beira, e talvez até mesmo as inveje. Ou se retesa, reúne coragem e vai. Seja como for, está nas garras do medo, cujas sensações desagradáveis permeiam sua experiência desse momento.

A tendência a recuar é reflexiva e consiste em uma série de atividades que incluem alterações visuais, reações hormonais, respostas físicas, pensamentos e comportamentos. A simples visão da altura faz com que ocorra um processo complexo dentro de você em uma fração de segundo. Você se torna cauteloso; recebe um choque de energia e seu corpo fica paralisado. Aparentemente no mesmo instante você reage pensando: "*Uau!*" Depois de bater em retirada ou se forçar a ir em frente, sente seu coração bater e suas mãos tremerem.

Você sentiu medo e seus efeitos residuais. O medo deixa uma marca, uma forma de condicionamento físico que você armazena consciente e inconscientemente em seu cérebro. Após estar em uma situação assustadora, os estímulos relacionados podem desencadear de novo toda a reação de medo. Assim, o medo continua vivo dentro de você.

O perigo iminente produz uma reação direta no cérebro e no corpo que visam a preservação da vida. Chamada de reação de *luta ou fuga*, ela lhe permite correr ou tomar outra atitude para salvar sua vida. Esse é um processo instintivo e hormonal que temos em comum com o reino animal. Em vez de ser apenas uma resposta psicológica, é uma resposta neurofisiológica complexa que envolve vários órgãos e diversas áreas do cérebro.

Ansiedade

Sua experiência de ansiedade é o resultado de um intenso diálogo entre uma mente preocupada com segurança, células nervosas que interpretam a vida no presente como sendo mais perigosa do que realmente é e um corpo que se prepara para fugir ou permanecer firme. Eis por que pode parecer que você não só luta com a ansiedade como também considera isso uma batalha perdida. A parte de seu cérebro que processa o medo não sabe se ele provém de seus pensamentos ou de uma ameaça física real. Em outras palavras, seu corpo reage ao perigo, real ou imaginário, do único modo que sabe: com uma grande carga de energia que o prepara para proteger sua vida. E você nem sabe que isto está acontecendo, pois ocorre no seu inconsciente.

Ao se preparar, seu corpo alimenta pensamentos temíveis. É como se fornecesse evidências para os pensamentos de que há algo pelo qual se estressar. As respostas do corpo e da mente amplificam uma à outra, e assim a ansiedade não só é aumentada como também perpetuada. Isso deixa você em um estado de aflição mesmo quando não há uma ameaça real à sua sobrevivência. Esperamos que essa pequena discussão o ajude a entender por que a ansiedade é tão desconfortável. Quando a ansiedade é um mistério, pode ser assustador lidar com ela, mas saber a seu respeito realmente torna mais eficazes as práticas para aliviá-la ensinadas neste livro.

As facetas da ansiedade

A ansiedade tem cinco facetas:

- O hábito de evitar
- Corpo em desequilíbrio
- Trauma revivido
- Crença de que há algo de errado com você
- A corrente poderosa

Vamos explorá-las a fim de reconhecer quais de seus aspectos estão relacionados à sua experiência de ansiedade.

O hábito de evitar

Uma das facetas da ansiedade é o hábito de evitar. O maior medo é o próprio medo. Até mesmo a ideia de ter medo é paralisante: "Eu ficaria apavorado; não poderia fazer isso. Não, nem penso em fazer isso! Eu morreria de medo! Tenho medo de que possa me machucar." Quando Mary resistiu à ideia de comprar um avião, estava motivada pelo hábito de evitar.

O desconforto provocado pela ansiedade é um forte motivador, fazendo você preferir permanecer seguro a correr um risco. Você provavelmente sabe disso, porque a maioria de nós tenta evitar a ansiedade. Contudo, isso pode impedi-lo de desenvolver seu potencial e viver plenamente. Quando sua necessidade percebida de permanecer seguro é suprema, a vida se estreita, reduzindo-se a evitar o risco e a precisar estar no controle.

Corpo em desequilíbrio

Outra faceta da ansiedade, um estado de desequilíbrio físico, é quando a ansiedade tem causas fisiológicas. Perturbações dos mensageiros químicos do cérebro e mudanças hormonais nos ciclos menstruais femininos são duas causas biológicas. Perturbações do ouvido interno e prolapso da válvula mitral, causando o que é conhecido como "murmúrios do coração", também podem causar ansiedade.

Além disso, o corpo é sensível ao que entra nele. O que você ingere pode causar ansiedade: cafeína, álcool, nicotina, medicamentos prescritos, remédios para resfriado, descongestionantes, moderadores de apetite e certas drogas recreativas.

Trauma revivido

Outra faceta da ansiedade é o trauma revivido. Quando reviver o trauma se torna algo crônico, é clinicamente definido como *transtorno do estresse pós-traumático*. Se você é uma das milhões de pessoas que sofreram trauma no passado, pode inconscientemente recriar a reação de medo quando algumas de suas células nervosas interpretam o que acontece em sua vida hoje como o velho trauma, dizendo ao cérebro para preparar o corpo para se defender. Essa comunicação foge a seu controle consciente, o que significa que, quando ocorre, você não está fazendo algo errado ou ficando ansioso intencionalmente.

O trauma habita em seu corpo; torna-se uma experiência familiar. Às vezes, ele se perpetua através do vício em adrenalina, que pode levá-lo a ter comportamentos de risco ou dramáticos (como jogar, fazer sexo promíscuo, cometer atos violentos ou dirigir imprudentemente) para obter a descarga de adrenalina que essas experiências produzem. Quando a reação de medo lhe parece normal e até mesmo desejável, você a busca através dessas atividades perigosas.

O trauma também se alimenta de autodepreciação e impulsos autodestrutivos, que podem se manifestar como má higiene pessoal, andar em más companhias, monólogos interiores degradantes e vários outros comportamentos prejudiciais. Esses comportamentos recriam involuntariamente os efeitos do trauma, estimulando a reação de medo e mantendo um aflitivo ciclo vicioso.

Há algo de errado comigo

Outra faceta da ansiedade é acreditar que há algo de errado com você. Provém do equívoco sobre quem você é. É um caso de confusão de identidade. Você se considera imperfeito, de algum modo falho. Essa faceta se origina de crenças e ideias sobre como ser humano. Eis alguns de seus pensamentos que causam ansiedade, embora talvez você não tenha consciência deles. "Eu não estou bem" é uma crença básica que fomenta pensamentos de incapacidade — como, por exemplo, "Eu nunca poderia fazer isso" — e de não merecer amor — como, por exemplo, "Se eu discordar, ele não gostará de mim e poderá até mesmo me abandonar". Tais pensamentos mantêm você nas garras do medo, distorcendo sua experiência de vida.

Esses pensamentos residem nos recônditos de sua mente. Enterrados no subconsciente, podem surgir em qualquer momento da vida, embora frequentemente os associemos a traumas crônicos ou agudos na infância, ou negligência. Como o trauma pode ser muito devastador para o nosso corpo e a nossa mente, traumas adultos podem ter o mesmo efeito daqueles da infância. Quando você traz essas falsas percepções para a consciência (nós lhe mostraremos como fazer isso compassivamente) e as vê como são, elas perdem seu poder de motivadoras inconscientes.

O equívoco completo a seu respeito é uma grande causa de ansiedade da qual falaremos em detalhes mais tarde neste livro. Por enquanto, estamos apenas apresentando essa e outras facetas da ansiedade.

A corrente poderosa

Esta faceta da ansiedade é uma forte subcorrente difícil de classificar. É uma energia que puxa você para baixo e lhe dá a impressão de que vai morrer. Lembra um ataque de pânico, mas tem uma qualidade diferente. Pânico é coração disparado, falta de ar, puro terror com duração limitada. Essa corrente o puxa incessantemente para baixo. Imensa, surge do inconsciente coletivo, da memória celular ancestral, da vida passada, da *kundalini* (energia da consciência que nos afeta psicológica e espiritualmente), da ansiedade social ou de uma combinação de tudo isso.

Essa grande ansiedade parece surgir espontaneamente. O motivo é difícil de determinar e dá a impressão de acompanhar a crise da meia-idade, as questões importantes sobre significado e vida e o aprofundamento da jornada espiritual. Pode aparecer em momentos de vulnerabilidade, como doença física e inquietação pessoal. Essa faceta da ansiedade é difícil de descrever, mas é preciso nomeá-la. Se você já a sentiu, sabe como ela é. É a que o derruba e não o permite fazer nada além de respirar, permanecer consciente e se render.

Nomeie sua faceta da ansiedade

Ao ler sobre as facetas, se você conseguir identificar o tipo de ansiedade que normalmente experimenta pode achar útil dar-lhe um nome. Se sua ansiedade parecer confusa ou opressiva demais, pode voltar ao assunto mais tarde, se quiser. A ideia aqui é olhar para sua ansiedade e passar a conhecê-la. Talvez você reconheça todas as cinco facetas em si mesmo, mas uma pode predominar. Se identificar uma faceta dominante, dê-lhe um nome.

Uma amiga chamou a dela de "Minha querida". Sua ansiedade era excruciante, mas também familiar e até mesmo "normal" para ela. Acompanhava-a desde que podia se lembrar. Com cinquenta anos, após a morte de sua mãe, sentiu-se segura o suficiente para examinar sua ansiedade. Com o apoio de aulas de Yoga, orações, escrita, meditação e exercícios para acalmar, ela examinou essa faceta e a identificou como trauma revivido.

Se você der um nome à sua ansiedade, seja gentil e compreensivo. Lembre-se de que a verdade e a compaixão são muito revigorantes. Quando realmente se familiarizar com sua faceta da ansiedade, seu coração se derreterá. Claramente, você não pretendia ou desejava ser ansioso. Quando observar como isso aconteceu, enxergará dentro de si mesmo e de sua vida. Você se tornará mais transparente para si próprio, e essa clareza promove a cura.

Em resumo, a ansiedade pode se manifestar e ser experimentada de modos diferentes. Tende a ser crônica e a assumir uma vida própria. Seus efeitos podem ser leves ou severos, mas causam grandes estragos no corpo e na mente, piorando a qualidade de sua vida.

Incidência de ansiedade

Como alguém que sofre de ansiedade, você pode se sentir isolado. Para que você saiba que não é o único, vamos examinar as estatísticas. Os números variam, mas todos indicam que a ansiedade é generalizada nos Estados Unidos. Em 2005, R.C. Kessler e colegas relataram que aproximadamente 40 milhões de norte-americanos com idades a partir de 18 anos, ou pouco mais de 18% das pessoas nessa faixa etária em um determinado ano, apresentam uma desordem de ansiedade diagnosticável (Kessler et al. 2005). Isso representa quase uma em cinco pessoas. Algumas não sabem que são ansiosas. Quando a ansiedade se torna crônica, você pode se acostumar tanto que ela lhe parece normal. Além disso, muitas pessoas encontram modos de funcionar apesar da ansiedade. Pessoas altamente ansiosas podem até mesmo parecer calmas e satisfeitas para o mundo exterior. Várias nos disseram: "Ninguém imaginaria que sou tão ansioso."

Você e a ansiedade

Embora a ansiedade seja definível e diagnosticável, continua a ser uma experiência pessoal. Sua ansiedade é única e você a vive a seu próprio modo. Fisicamente, pode ter tensão muscular, exaustão, desconforto estomacal e aceleração da frequência cardíaca. Ou talvez apresente sintomas mentais, como preocupação constante, pensamentos acelerados, imagens aflitivas ou flashbacks de cenas dolorosas. Sua ansiedade pode se manifestar no nível emocional, fazendo-o se sentir irritável, oprimido, apreensivo ou se sobressaltar facilmente, examinando com frequência o ambiente e evitando situações potencialmente assustadoras. Talvez aja com cautela para permanecer no controle e evitar correr riscos. Ou tenha medos irracionais que o limitam. Independente de como você experimenta a ansiedade, foi ela que o motivou a buscar alívio neste livro.

Neurociência e ansiedade

Vamos entrar um pouco na ciência — não muito, apenas o suficiente para lhe dar uma noção do que acontece em seu íntimo quando está ansioso. Isso o ajudará a entender seu corpo e dará credibilidade aos exercícios de Yoga que lhe ensinaremos.

Memória consciente e inconsciente

Uma investigação mais profunda do que acontece em seu cérebro pode ajudá-lo a ver como a ansiedade é desencadeada. Em *O cérebro emocional*, Joseph Le Doux (1998) escreveu que o cérebro tem dois sistemas de memória que são ativados por lembranças traumáticas. Um deles armazena as lembranças conscientes sobre quem, o que, onde e quando do evento. Esses são os detalhes de que você pode se lembrar. Os neurocientistas acreditam que essas lembranças são armazenadas principalmente no *hipocampo* (a parte do cérebro responsável pelo aprendizado e pela memória) e no lobo temporal do cérebro.

O segundo sistema de memória armazena lembranças inconscientes sobre como seu corpo reagiu a experiências passadas, que são processadas pelas *amígdalas* (que processam o medo) e os nervos conectados a elas. (Lembra-se daquelas células nervosas mencionadas mais cedo neste capítulo que processam e transmitem informações?) Isso é o que provoca a reação de luta ou fuga do *sistema nervoso simpático* (ramo do sistema nervoso autônomo que se torna ativo em momentos de estresse), que você sente como medo. Portanto, por incrível que pareça, não são suas lembranças conscientes que fazem seu coração disparar e produzem a descarga de adrenalina assinalando que seu corpo está energizado e pronto para lutar ou fugir.

Você não pode se convencer a parar de ter medo

Sua memória consciente e as lembranças que seu corpo tem do trauma vêm de partes diferentes do cérebro. Essas fontes diferentes de informações se comunicam umas com as outras, mas as conexões das amígdalas (que, como já foi mencionado, processam o medo) para o *córtex* (que pensa e armazena as lembranças) são mais fortes do que as do córtex para as amígdalas.

Em outras palavras, a mensagem de medo inconsciente "Perigo! Corra para salvar sua vida!" não é tão facilmente mediada pela reação racional: "Ah, afinal de contas isso não é perigoso; há uma cerca entre você e o cão de guarda rosnando." Embora você saiba intelectualmente que está seguro, a reação de medo continua: as mãos tremem, o coração dispara e você fica olhando para se certificar de que o cão ainda está atrás da cerca.

Como você sabe, a reação de medo é fundamental para nossa sobrevivência. Seu objetivo é mantê-lo vivo. No cérebro, as amígdalas têm quatro funções:

- Receber informações do mundo exterior.
- Determinar sua importância.
- Desencadear a reação de medo, se apropriada.
- Enviar a mensagem de medo para o córtex a fim de que você possa avaliar a situação e decidir o que fazer.

Uma vez provocada, parece difícil eliminar de seu sistema a reação de luta ou fuga. O cérebro pensante, ou córtex, com conexões mais fracas com as amígdalas, tem grande dificuldade em usar a razão para reduzir as reações intensas. Isso pode explicar por que é tão difícil eliminar o medo intenso dizendo a si mesmo para se acalmar ou que não há nada a temer. Você não pode se convencer a parar de ter medo.

Estresse extremo e o cérebro

Em *Psychobiology of Posttraumatic Stress Disorder* (2006), Bessel A. van der Kolk, um pesquisador de como o estresse extremo afeta o cérebro, explica como as emoções não resultam de escolha consciente. As estruturas cerebrais *límbicas*, como as amígdalas, determinam as emoções, assim como a importância do que você observa acontecendo ao redor. Se elas interpretam algo que você vê, ouve ou cheira como perigoso, o resultado é uma reação hormonal instintiva que envia uma mensagem de alarme para o cérebro. Embora você não tenha consciência da ocorrência desse processo interno, provavelmente tem consciência da ansiedade resultante — a menos que lhe seja tão familiar que se tornou insensível a ela.

Vamos examinar como os flashbacks ocorrem. Cada uma de suas amígdalas armazena memória e, se algo trouxer à tona um trauma do passado, seu corpo reage do mesmo modo como reagiu durante o evento original. Isso explica por que, nos primeiros meses após sofrer uma batida traseira, você prende a respiração quando um carro atrás do seu demora a frear.

Imagens mentais de traumas passados ativam cada amígdala, resultando em uma forte emoção, e anulam cada lobo frontal, que inibe as emoções e traduzem a experiência em palavras que podem ser proferidas. Às vezes, você é inundado de sentimentos, mas não consegue encontrar palavras para descrevê-los. Uma compreensão de como os lobos frontais são anulados quando as amígdalas são ativadas ajuda a explicar por que é tão difícil expressar o que está acontecendo quando você está muito chateado.

A área frontal do cérebro decifra os sentimentos e impulsos. Contudo, não parece eliminá-los, em parte porque quando você está estressado, as áreas do lobo frontal recebem menos fluxo sanguíneo. Somente depois, quando você não está mais tão agitado, o fluxo sanguíneo aumenta em seus lobos frontais, permitindo-lhe entender e verbalizar o que viveu.

A resposta ao estresse

Embora já tenhamos falado sobre a resposta ao estresse, a definiremos brevemente aqui para que você possa compará-la com a resposta ao relaxamento. Em 1915, o Dr.

Walter Cannon cunhou o termo "luta/fuga" em seu livro *Bodily Changes in Pain, Hunger, Fear, and Rage: An Account of Recent Researches into the Function of Emotional Excitement*. Essa reação de "luta/fuga" também é chamada de resposta ao estresse.

Especificamente, sob estresse:

- Seu coração bate mais rápido e seus músculos se retesam.
- Sua respiração se torna rasa e você começa a transpirar.
- O fluxo sanguíneo para seus órgãos internos e suas extremidades é reduzido.
- O funcionamento de seus sistemas imunológico e digestivo é inibido.

Quando você está ansioso, seu corpo se mobiliza para a ação. Mas sem necessidade de fugir, ele permanece acelerado, em estado de alerta. Nossos corpos não são feitos para funcionar sob um constante estado de estresse. Com o passar do tempo, os efeitos da resposta ao estresse afetam a saúde física, a energia, o humor e o sentido geral de bem-estar.

A resposta ao relaxamento

Exceto quando você está em perigo físico, sua saúde e sensação de bem-estar dependem da resposta ao relaxamento de seu corpo. Estar relaxado é uma experiência de corpo inteiro, descrita pela primeira vez por Herbert Benson em seu livro de 1976, *A resposta do relaxamento*. A resposta ao relaxamento reduz a resposta ao estresse e, exatamente como a do estresse, ela tem início no cérebro.

Especificamente, a resposta ao relaxamento inclui:

- Desaceleração da frequência cardíaca e estabilização da pressão arterial.
- Melhora do sistema imunológico.
- Desaceleração das ondas cerebrais.
- Normalização dos processos digestivos.
- Melhora na qualidade do sono.
- Sensação de bem-estar.

Quando seu corpo relaxa depois de um estado de tensão crônica, a sensação é a de ser você mesmo novamente ou de descoberta de um novo e delicioso sentimento de tranquilidade. Seu funcionamento mental melhora e você literalmente "volta a si"; isto é, se torna mais consciente do que está vendo, ouvindo, saboreando, cheirando e tocando. Em consequência disso, consegue pensar mais claramente e assimilar melhor as informações do mundo exterior.

Ansiedade e atividade de onda cerebral

Você com certeza passou por momentos em que seus pensamentos se tornam tão acelerados que ficam incompletos, desordenados e se atropelando. Isso ocorre quando você está ansioso ou realmente agitado, e tende a esgotá-lo. A ocupação do cérebro ao produzir pensamentos é chamada de *atividade de onda cerebral* e o ritmo em que são produzidos pode ser medido. A atividade de onda cerebral é examinada através de *exames de eletroencefalograma* (*EEG*). Quando você está ansioso, essa atividade é chamada de *ondas beta*, porque os pensamentos são produzidos em um ritmo de 13 a trinta ciclos por segundo.

Quando você está relaxado, essa atividade é chamada de *ondas alfa*. Os pensamentos se desaceleram e ocorrem em um ritmo mais coerente, de oito a 12 ciclos por segundo. Quando os pensamentos ruidosos e de preocupação diminuem, a mente se aquieta e você se sente satisfeito. Como a mente está menos ativa, você pode entender o que realmente está acontecendo e ficar mais presente no momento atual — o agora.

Neurociência, exercício e cura

O corpo e o cérebro são incrivelmente sensíveis e resilientes. Podem ser prejudicados por estresse agudo ou crônico e se recuperar plenamente de seus efeitos. E, como logo verá, você pode melhorar o processo de cura.

O cérebro está sempre criando novos neurônios. Em 1998, Fred Gage e seus colegas do Salk Institute for Biological Studies descobriram que os seres humanos são capazes de produzir novas células nervosas durante toda a vida, se praticarem exercícios físicos (Eriksson et al. 1998). O exercício físico promove o desenvolvimento de novas células cerebrais no hipocampo que, como já foi dito, é a parte do cérebro essencial para o aprendizado e a memória. Isso significa que se exercitar, caminhar e praticar as posturas de Yoga diariamente não só tira do corpo o estresse acumulado como ajuda o cérebro.

O exercício é um aspecto crucial de seu programa de cura. Eis o porquê: pesquisas descobriram que o estresse pode prejudicar o hipocampo. Em *Por que as zebras não têm úlceras?*, Robert Sapolsky (2004) disse que o hipocampo é vulnerável ao estresse. Tem uma densidade mais alta de receptores para o hormônio do estresse, o cortisol, do que quase todas as outras áreas do cérebro. Quando o estresse é crônico, o hipocampo começa a encolher. É inegável que o estresse prejudica o corpo e o cérebro, mas você não está condenado. Pode intervir em benefício próprio.

Meditação faz bem para o cérebro

A ciência deixou claro que o exercício físico é realmente um poderoso remédio. Mas há muito mais a ser feito para ter conforto e saúde. Novamente, vamos examinar o que têm demonstrado as pesquisas.

Em *Beyond Biofeedback* (1977), Elmer e Alyce Green apresentaram uma pesquisa conduzida em 1970 na Menninger Foundation, em Topeka, Kansas, na qual estudaram o controle voluntário sobre estados involuntários. Um iogue, Swami Rama, alterou seus padrões de ondas cerebrais conforme a equipe científica pedia. Em estados meditativos, foi voluntariamente de ondas cerebrais beta, associadas a pensamento ativo, para ondas alfa, associadas a relaxamento, e ondas teta, geralmente associadas a estados inconscientes. Em outras palavras, desacelerou seus pensamentos, possivelmente de um modo semelhante à forma como você faz no momento breve antes de adormecer.

O estudo da Menninger Foundation de estados meditativos não foi isolado. Em 1966, A. Kasamatsu e T. Hirai verificaram o efeito da meditação na atividade de onda cerebral. Estudos de EEGs de meditadores zen mostraram que os experientes entram em atividade de onda cerebral teta. Os estudos sobre meditação agora são amplos, como resume Michael Murphy (1999) em *The Physical and Psychological Effects of Meditation: A Review of Contemporary Research with a Comprehensive Bibliography, 1931-1996.*

Devido ao crescente interesse na meditação e às crescentes evidências de que ela é ótima para nós, as pesquisas proliferaram nos últimos anos. Vamos rever o que os pesquisadores descobriram. Em 2004, o cientista Richard Davidson e colegas apresentaram estudos de EEGs de monges (Lutz et al. 2004). Eles descobriram que a atividade elétrica aumentava no *córtex pré-frontal* esquerdo, logo atrás da testa, durante a meditação. A maior atividade nessa área está associada a emoções positivas. Em 2007, Davidson e colegas apresentaram estudos revelando que meditadores de longo prazo têm mais sinais elétricos no cérebro associados à concentração e ao controle emocional (Brefczynski-Lewis et al. 2007). Isso mostra que a prática da meditação leva a sentimentos mais positivos e à capacidade de se concentrar e regular emoções.

Sara Lazar é uma neurocientista que investiga como a meditação afeta o cérebro. Em 2005, ela e seus colegas relataram as descobertas de um estudo em que compararam os cérebros de pessoas que praticam a meditação de plena atenção no estilo ocidental com os de pessoas que não meditam. Eles descobriram que a prática constante da meditação pode promover mudanças corticais saudáveis em áreas de cérebros adultos importantes para o processamento cognitivo e emocional, além do bem-estar. Lazar acredita que outras formas de Yoga e meditação teriam um impacto positivo similar na estrutura cerebral.

Em outras palavras, a meditação faz bem para o cérebro. Pode contribuir para a reversão do dano causado pelo estresse melhorando a concentração, ajudando você a reagir de modo mais saudável a situações estressantes ou preocupações, acalmando-o e aumentando seu bem-estar.

Respiração e cura

A maneira mais óbvia e imediata de se sentir menos ansioso é mudando seu modo de respirar. Como a respiração consciente é muito eficaz, nós a estamos apresentando aqui, no primeiro capítulo, para que você possa acalmar seus nervos e seu corpo quando precisar. Sabemos por experiência própria que não temos de sofrer desnecessariamente quando apenas algumas respirações profundas podem restabelecer nosso bem-estar. Contamos com essas práticas de respiração para manter nossa felicidade. Não há um dia sequer em que não fazemos as respirações profundas que lhe ensinaremos.

Você pode literalmente reverter sua resposta ao estresse mudando seu modo de respirar. Quando estiver ansioso, concentre-se em fazer respirações lentas e profundas para produzir a resposta ao relaxamento. Eis por que a respiração tem esse efeito: respirar é a única função fisiológica controlada tanto pelo sistema nervoso voluntário quanto pelo involuntário. Assim como ocorre com a frequência cardíaca, o movimento respiratório é regulado pelo *sistema nervoso autônomo*, ou involuntário. Você não tem de dizer conscientemente: "Inspire, expire." Mas como a respiração também é controlada pelo sistema nervoso voluntário, você pode respirar intencionalmente — alongar e aprofundar suas respirações. A respiração consciente está no centro das práticas do Yoga e é um salva-vidas que o estabiliza quando você está estressado.

EXERCÍCIO: RESPIRANDO INTENCIONALMENTE

É fácil ver como a respiração intencional funciona, neste momento, enquanto você está sentado lendo este livro.

1. Inspire pelo nariz e expire pela boca, como se estivesse soprando uma vela.
2. Agora respire naturalmente, inspirando e expirando pelo nariz.
3. Repita esse processo. Inspire pelo nariz e expire pela boca, como se estivesse soprando uma vela.
4. Agora respire naturalmente, inspirando e expirando pelo nariz.
5. Continue respirando normalmente.

Você acabou de alterar sua respiração. É provável que ela agora esteja um pouco mais profunda e melhor. Realmente queremos que seja observado aqui que, em um estado "presente" e relaxado, você não se concentra voluntariamente na respiração profunda; isto é, não pensa em sua respiração ou a controla. Porém, quando está aflito, pode voltar a respirar relaxadamente com esse exercício.

A respiração profunda é ótima e ocorre quando a pessoa de fato está relaxada. Provavelmente você já notou o quanto a respiração é plena e lenta durante o sono profundo. Bebês dormindo ilustram isso maravilhosamente. Deitados de barriga para cima, seus corpos inocentes ficam totalmente relaxados e suas barrigas macias sobem e descem enquanto respiram. A menos que você tenha sido treinado em exercício de respiração, é provável que não respire perfeitamente durante grande parte do tempo. Se estiver entre os poucos sortudos que o fazem, provavelmente é uma pessoa calma e que pensa com clareza.

A respiração de ansiedade

Embora a respiração seja governada pelo sistema nervoso autônomo, é influenciada pelo sistema nervoso voluntário. A ansiedade e as tensões crônicas a condicionam fortemente, tanto que, às vezes, mesmo quando estamos dormindo, nossa respiração não volta a ser ótima.

Quando você se assusta, a reação normalmente é sufocar um grito e prender a respiração, provocando a resposta ao estresse que acelera a frequência cardíaca e respiratória. Quando você é cronicamente ansioso, sua respiração permanece rápida e rasa, pelo menos até certo grau. A respiração rápida e rasa e a ansiedade formam um circuito fechado de comunicação; isto é, a ansiedade provoca respiração rasa e a respiração rasa provoca ansiedade.

A respiração de ansiedade é uma forma de *hiperventilação* — respiração mais rápida ou mais profunda, ou ambas — que diminui o dióxido de carbono no sangue. Pode causar vertigem, entorpecimento ou formigamento nas mãos ou nos pés, tontura, dor no peito e fala enrolada. Se você tem um ataque de pânico, a hiperventilação é mais severa; se sofre de ansiedade crônica, sua respiração provavelmente é uma forma leve de hiperventilação crônica.

Quando nossa respiração está relaxada e estamos saudáveis, ela tem um movimento natural para trás e para frente de uma narina para a outra. Se você é saudável, alterna o domínio das narinas direita e esquerda a cada duas a três horas. O sistema nervoso autônomo, possivelmente direcionado pelo hipotálamo, é responsável pela alternância da respiração de uma narina para a outra. A ansiedade altera esse ritmo natural e causa uma respiração prolongada pela narina direita. Esse fato interessante demonstra a delicada influência recíproca do humor, da respiração e do corpo físico.

Respire e se acalme

Você pode restabelecer a respiração diafragmática, ou ótima, com o exercício a seguir. Antes de começar, uma dica: preste mais atenção à expiração do que à inspiração, porque a inspiração que se segue a uma expiração completa é automaticamente mais profunda. Você só precisa de algumas respirações corretivas para restabelecer a respiração ótima.

EXERCÍCIO: RESPIRANDO LENTAMENTE

Sente-se confortavelmente e se concentre em sua respiração. Neste ponto você tem duas alternativas: respirar por seus lábios franzidos, como se estivesse assobiando, ou fechar suavemente sua narina direita com seu polegar e respirar pela narina esquerda. Note que você não consegue mover tanto ar. Isso começa a reduzir a hiperventilação.

1. Desacelere a respiração contando até quatro ao inspirar e até seis ao expirar durante três respirações completas. Não force a respiração. Deixe-a se tornar pouco a pouco mais plena.
2. Agora volte à respiração normal.

Depois que sua respiração estiver mais normal, pratique a respiração abdominal por alguns minutos. Isso o acalmará, ativando a reação do relaxamento parassimpático.

EXERCÍCIO: RESPIRAÇÃO ABDOMINAL

Sente-se confortavelmente ou deite-se no chão com os joelhos flexionados e os pés no piso. Deitar no chão geralmente é mais confortável.

1. Ponha uma das mãos na barriga logo abaixo das costelas. Ponha a outra no peito.

2. Dê tapinhas na barriga e depois no peito. Você achará isso tranquilizador.

3. Inspire pelo nariz.

4. Expire por seus lábios franzidos e sinta a mão em sua barriga cair na direção da espinha dorsal.

5. Inspire pelo nariz e deixe a barriga empurrar sua mão para longe da sua espinha.

6. Concentre-se em expirações lentas e relaxadas.

7. Repita esses passos de três a seis vezes. Não se apresse e aprecie o ato de respirar.

Conclusão

A ansiedade é muito comum e tem sido amplamente estudada. Envolve a resposta do corpo ao estresse, e curá-la envolve ativar a resposta ao relaxamento. A ansiedade reside no corpo e na mente e pode assumir muitas formas. Como sua experiência da ansiedade é única, é útil saber exatamente como ela se manifesta em sua vida. Saber o que a ansiedade faz com você o ajuda a reconhecê-la de modo a poder desenvolver práticas eficazes para curá-la.

A ciência não só descobriu a resposta ao estresse e ao relaxamento, mas também como restabelecer um equilíbrio saudável entre tensão e relaxamento. Independente de a ansiedade provir do pensamento ou o trauma passado, tanto o corpo como a mente são afetados e a cura exige acalmar o corpo e aquietar a mente. O Yoga e a meditação provaram ser inestimáveis para ambos.

No Capítulo 2 examinaremos as causas da ansiedade para aumentar sua compreensão de como e por que ela reside em você.

Capítulo 2

Como o pensamento torna você ansioso

Fruto de um grande dano na primeira infância, a vergonha faz com que nos identifiquemos com nossas limitações de tal modo que não reconhecemos nossa bondade básica ou as possibilidades que temos de manifestar o potencial criativo do espírito humano.

— Padre Thomas Keating

De um modo ou outro, pensar acaba se revelando uma das causas básicas da ansiedade. Embora todos saibamos disso, a relação do pensamento com a ansiedade pode parecer um pouco misteriosa. Um dos motivos é que muitas vezes não estamos conscientes dos pensamentos que têm um papel importante na ansiedade. Eles atuam abaixo de nosso nível de consciência. Os tipos de pensamentos que alimentam a ansiedade são os que nos dizem que não temos valor, que somos seres humanos falhos. Esses pensamentos dolorosos, que ignoram nossa bondade básica, ardem em fogo lento, acendem a ansiedade e geralmente nos acompanham desde a infância.

Outro modo pelo qual o pensamento contribui para a ansiedade é aumentando o tipo de ansiedade que resulta de um flashback. Por exemplo, um veterano pode ter uma reação de luta ou fuga oriunda de uma experiência de combate passada quando há um forte barulho como o de um objeto caindo no chão. Quando isso ocorre, nenhum pensamento aparente criou a ansiedade e não há nenhuma ameaça real externa. Ainda assim, na fração de segundo depois do susto, a mente do veterano reage naturalmente com pensamentos como: "*O quê? Ah, meu Deus, o que foi isso?*", que alimentam o medo. Além disso, a menção ou lembrança de um trauma passado pode provocar um flashback. Independentemente da causa original, mesmo se for biológica ou ambiental, a mente reage de um modo que tende a perpetuar e aumentar a ansiedade, como quando você pensa: "*Ah, não, está acontecendo de novo!*", após começar a sentir aquele nervosismo familiar.

O pensamento tem um papel importante na ansiedade

Vamos examinar de onde vêm os pensamentos que causam a ansiedade. Frequentemente, eles são automáticos e familiares, tanto que você os ignora ou os considera normais, ou faz ambas as coisas. São pensamentos sobre quem você acredita ser. Se, devido a um sofrimento na infância, você se considera uma pessoa inferior, tem uma crença profunda que se torna uma profecia autorrealizável. Você a leva em sua mente durante toda a vida e sofre com a dor associada a ela. Acreditar em uma mentira como essa, que diz que você é pior do que os outros, é uma causa básica de ansiedade.

Complexo de inferioridade

Você já ouviu falar no termo *complexo de inferioridade*, que se refere a um forte sentimento subjacente de inferioridade pessoal que frequentemente causa comportamento inibido ou agressivo, o último como uma forma de compensação exagerada para os sentimentos de inferioridade. Acreditar que você não é suficientemente capaz cria uma falta de confiança em seu potencial de se conduzir na vida. Você pode não querer correr riscos e tentar permanecer seguro para evitar provocar sua ansiedade. Isso é como ter medo da própria sombra e, por causa disso, evitar sair ao sol. Em consequência disso, você pode não se sentir ansioso, mas seu mundo se torna pequeno, confinado e estagnado. Se acredita que não é digno de amor, pode ficar nervoso se perguntando se será deixado para trás, achando que os outros o menosprezam ou temendo ser maltratado por aqueles com quem vive.

Alternativamente, pode reagir ao sentimento de inferioridade compensando-o de forma exagerada. Muitas pessoas sobem por seu próprio mérito. Por meio de trabalho duro e pura firmeza de caráter, tornam-se "boas o suficiente". Se isso descreve você, seus esforços provavelmente o ajudaram na vida. Contudo, você pode ter uma sensação torturante de que é um impostor, e temer que os outros descubram que não é tão inteligente quanto gostaria que acreditassem que é. Você provavelmente tenta muito alcançar a perfeição. Em vez confiar em seus instintos e sua inteligência, segue os padrões que adotou. Então, com o passar dos anos, pode começar a perceber que não se conhece. É aí que descobre as correntes profundas de ansiedade que residem em você há muito tempo.

Se alguma dessas descrições se aplicar a você, continue lendo este capítulo para finalmente descobrir quem você verdadeiramente é sob seu sentimento de inferioridade.

Identificando-se com os pensamentos

Os pensamentos são tão íntimos quanto sua respiração no sentido de que residem dentro de você e podem afetar todos os aspectos de sua vida. São muito próximos, mas não podem ser vistos e geralmente vivem abaixo da tela de radar de sua consciência. Você tem muito mais pensamentos do que imagina. Por isso, o impacto dramático deles geralmente é obscuro. É como se você tivesse uma vida secreta em sua mente pensante que se projetasse em seu mundo consciente.

Muitos dos pensamentos que causam ansiedade têm suas origens na infância. São tão familiares em seu panorama interior quanto o movimento de sua respiração. Residem no fundo de sua consciência como o som surdo de um trovão distante. Embora possam parecer tão inofensivos quanto o trovão distante, não são. Os pensamentos inconscientes exercem grande influência. Os pensamentos podem ter um grande impacto, sejam percebidos ou inconscientes. Por isso, é importante entender seu relacionamento com eles.

Você é mais do que seus pensamentos

Para reduzir sua ansiedade, é essencial que perceba que você é muito mais do que aquilo que pensa. Você não pode ser totalmente descrito, confinado ou contido pelas palavras que pensa ou fala. Essa é uma ótima notícia, porque significa que nenhum conceito e nenhuma ideia chega perto de captar a essência de quem você é. Perceber que as palavras não o definem é um enorme insight que o ajuda a parar de acreditar em palavras que o fazem se sentir mal em relação a si mesmo.

Pensamentos autorreferenciais são palavras que você pensa ou diz para se descrever. Independentemente de elas o edificarem ou o destruírem, na melhor das hipóteses esses pensamentos são inexatos e apenas uma expressão parcial de quem você é. Os pensamentos que ouve podem variar de *"há algo de errado comigo"* a *"sou especial"*. Seja qual for seu conteúdo, eles são uma definição ou descrição incompleta de você. Você pode fazer uma longa lista de tudo que acha que o descreve, mas nunca conseguirá tornar a lista completa. O conteúdo de seus pensamentos não o define, porque a mente pensante é apenas um aspecto de quem você é. Além disso, ela também é inerentemente limitada em sua capacidade de entender a si próprio por inteiro.

Embora você seja muito mais do que seus pensamentos, inevitavelmente você se identifica com eles. Por isso, quando diz: "Eu sou medroso" se identifica momentaneamente com o medo. Essas palavras têm um elemento de ligação. Você se identifica com o que vem depois de "eu sou", como por exemplo, "eu sou engraçado", "eu sou um gênio", "eu sou triste", "eu sou terrivelmente angustiado", "eu sou criativo", "eu não sou criativo" e assim por diante. É como se as palavras depois de "eu sou" fossem seu nome, descrevessem tudo que você é no momento em que são proferidas.

Adotando uma história de identidade

A sensação de se tornar "alguém" — um "eu sou" — ocorre bem cedo na infância. Chame uma criança de 4 anos pelo nome errado e ela provavelmente lhe dirá quem é: "Eu não sou Suzie, sou Sue!" Identificar você pelo seu nome é um exemplo óbvio do uso de palavras para caracterizar quem é.

Embora seja da natureza humana se identificar com pensamentos à medida que se cresce, há mais nisso. Os seres humanos são contadores de histórias. Mesmo quando criança, você contava histórias para si mesmo sobre quem era. Como todas as histórias, as de autoidentidade têm temas. As histórias sobre quem você é giram em torno de dois temas essenciais, competência pessoal e amabilidade. O tema da competência surge como variações de "eu sou inteligente", "eu demoro a aprender", "eu sou um sucesso", "eu sou um fracasso", "as coisas vêm fáceis para mim" e "a vida é difícil para mim". A lista é interminável. O tema da amabilidade surge como variações de "sou amado", "tenho de conquistar amor", "não tenho ninguém", "tenho um grande coração", "tenho de cuidar dos outros para ser amado" e "não estou bem assim".

Sua história de quem você é se baseia em comparações com os outros. Na verdade, é essencial ter um ponto de referência para comparação. Sua mente avalia sua história de identidade por como você vê suas qualidades pessoais comparadas com as dos outros: "sou mais inteligente do que meu irmão", "sou mais quieto do que as outras crianças", "sou mais popular do que a maioria das pessoas" ou "sou o favorito da minha mãe".

As histórias de identidade se baseiam em nossas experiências individualizadas de situações e relacionamentos que ocorreram durante a infância. Essas histórias vivem em sua psique até que você as veja como são: histórias que existem em sua mente. Isso significa que se você não se conscientizar delas, junto dos temas, das atitudes e das crenças sobre quem é, então as vivenciará inconscientemente na vida. Muita ansiedade surge dessas histórias autolimitantes criadas na infância, especialmente das formadas em torno de traumas e adversidades.

Por que sua história é importante

Para evoluir e superar a ansiedade, é essencial que suas velhas histórias sobre quem você achava que era se tornem transparentes. Quando você se torna consciente das velhas histórias, elas começam a perder o forte controle que têm sobre sua vida. Então, ao perceber que uma história está afetando sua vida, pode reagir com: "Puxa, é aquela velha história de novo." Quando você vê um grande buraco na estrada, pode desacelerar ou contorná-lo com seu carro. Da mesma maneira, quando você se torna consciente de sua velha história, ela não tem o mesmo impacto ou controle sobre sua vida. Se você não vê sua história, fica repetidamente preso nela. Note que não estamos recomendando que a evite, mas sugerindo que a conheça e entenda como ela o afeta, para que não se mantenha preso à mesma velha rotina que produz ansiedade.

Infelizmente, milhões de pessoas acreditam em histórias de identidade que as puxam para baixo. Se sua história de algum modo o diminui, ela pode levá-lo a situações dolorosas e estressantes. Por exemplo, se é sobre não ser digno de amor, você pode se ver em relacionamentos em que não é valorizado, ou um estilo de vida ou uma carreira que não é pessoalmente gratificante. Reviver histórias de "eu não sou bom o suficiente" pode fazer mal à saúde e criar ansiedade e sofrimento.

Os resultados de um grande estudo com mais de 17.400 indivíduos de classe média conduzido na Kaiser Permanente HMO, em San Diego, verificou que experiências adversas na infância ocorrem com muita mais frequência do que se imagina. No estudo, apresentado pelo Dr. V. J. Felitti e seus colegas (1998), 50%

das pessoas relataram ter enfrentado adversidades cedo na vida. As experiências adversas na infância foram classificadas desta maneira: abuso emocional, físico e sexual; negligência emocional ou física; testemunho de violência doméstica, separação dos pais ou divórcio; convivência com parentes viciados em drogas, mentalmente doentes, suicidas ou criminosos. É digno de nota que metade dos indivíduos de classe média relatara ter testemunhado ou vivenciado experiências dolorosas na infância. Esse estudo torna óbvio que traumas e adversidades cruzam todas as linhas socioeconômicas. O impacto das experiências adversas na infância também foi coberto no estudo. Não admira que quanto maior o número de situações adversas, maior o efeito. Os efeitos variavam de ansiedade, depressão e alcoolismo a problemas de saúde física e até mesmo morte prematura.

Antes de prosseguir, queremos acrescentar alguns pontos de vista. As pessoas reagem de forma diferente à adversidade, e as circunstâncias do início da vida não determinam automaticamente seu futuro. Suas experiências na infância não necessariamente determinam a história que você se conta sobre si mesmo. Pelo menos não há nenhuma relação de um para um entre ambas. Milhões de indivíduos tiveram infâncias horríveis, mas elaboraram suas histórias de modos diferentes. Por exemplo, três irmãos podem crescer na mesma família violenta e abusiva, mas elaborar histórias distintas devido aos seus modos particulares de assimilar as experiências que tiveram em suas mentes. As histórias em que você acredita sobre o que aconteceu são ainda mais poderosas do que aquilo que lhe aconteceu.

Nós discutimos como o trauma habita no corpo. Aqui estamos salientando que as histórias habitam nele também. Se você subestima a influência da primeira infância em sua vida atual, desconsiderando o poder de velhas crenças, pode reviver a ansiedade durante anos e não viver plenamente. Para romper o círculo da ansiedade, é essencial examinar profundamente a natureza das velhas histórias básicas que a causam.

EXERCÍCIO: QUAL É SUA HISTÓRIA DE IDENTIDADE?

1. Pergunte a si mesmo: "Que tipo de pessoa eu sou?"
2. Ouça as respostas que vêm de dentro de você. Quais são os temas das histórias que ouve?

3. Pergunte a si mesmo: "Eu acredito que sou competente? Acredito que sou digno de amor?"

4. Escreva suas respostas em um diário ou uma agenda.

Autoidentidade condicionada

As histórias que você acredita que o descrevem são chamadas de *autoidentidade condicionada*. Você absorveu essas ideias do ambiente ao seu redor e, sendo assim, são externas, porque o que ouviu não se originou em você. Por exemplo, se uma criança pequena ouve constantemente que não é tão inteligente quanto seu irmão, ela naturalmente traduz sua interpretação dessa afirmação em sua história sobre o quão inteligente é. Conhecemos, e você provavelmente também conhece, diversas pessoas brilhantes que acreditam não ser muito inteligentes. Mas na verdade nenhum de nós pode ser reduzido ao que nossos pais disseram ou não disseram a nosso respeito. Do mesmo modo, você não pode ser definido pelo que lhe aconteceu ou deixou de acontecer. Embora seja muito impactado pelos acontecimentos da infância (porque eles se tornaram parte da sua história), o que houve não chega perto de descrever tudo o que você é.

Você pode pensar que deixou o passado para trás, e em alguns sentidos realmente deixou. Mas se não examinar bem suas histórias, seus modos de lidar com emoções, seus padrões interpessoais, suas estratégias para o sucesso e o fracasso, e suas formas de receber ou rejeitar amor, involuntariamente perpetuará as histórias surgidas no início de sua vida. A menos que haja uma mudança significativa de consciência, seu senso de identidade provirá de como você foi criado.

EXERCÍCIO: EXPLORE SUA HISTÓRIA DE IDENTIDADE

Saiba mais sobre sua história de identidade completando as frases a seguir:

- Sou o tipo de pessoa que _____ .
- Sempre acreditei que era _____ .
- Eu me descrevo como _____ .

Autoestima

Infelizmente, muitos acreditam que temos de adquirir ou desenvolver autoestima, sem saber que somos inerentemente valiosos. Muitos pais não percebem o quanto seus filhos são preciosos, não porque não os amam ou são despreparados, mas porque não sabem que toda vida humana é preciosa. No fundo, não consideram suas próprias vidas sagradas. Apenas quando os pais sabem que eles próprios são preciosos "simplesmente porque são", podem transmitir essa mensagem para os filhos. Se não a receberam de seus pais ou a descobriram sozinhos, só lhes resta acreditar em sua interpretação de seu condicionamento e, sem o perceber, passar para seus filhos o que foi lhes foi passado. O que é passado, geração após geração, é um equívoco sobre a autoestima que é condicional em vez de incondicional.

Consciente ou inconscientemente, temos um grande desejo de nos conhecermos e experimentarmos como seres humanos completos e valiosos. Esse desejo pode motivar você, como motiva inúmeras outras pessoas. Não saber que você já é completo pode fazê-lo reagir adotando uma história sobre como uma pessoa boa é e depois moldar sua vida de acordo com o que pensa que você deve ser. Você compensa o desconhecimento do seu valor sagrado transformando-se no que pensa que deveria ser.

A história da identidade de Betty

Fui criada na zona rural de Nova York por minha mãe divorciada e mentalmente doente. Ela tinha medo de água e nos proibia de chegar perto de lagos. Até hoje tenho pavor de águas profundas. Esse é meu segredo; nem mesmo o homem com quem sou casada há trinta anos e minhas duas filhas sabem disso. Tenho muita vergonha; não saber nadar mostra minha pobreza. Não quero que as pessoas saibam que fui criada como uma garota pobre. Fui para a universidade e me casei bem, e trabalho duro para crescer. Não quero que ninguém saiba que não sei nadar, por isso invento mentiras convincentes para evitar a água.

Betty inevitavelmente acreditou que quem ela era refletia sua criação, assim como todos nós acreditamos. Tendo pouca consciência do próprio valor como ser humano, identificou-se com ser dolorosamente pobre, como se isso fosse quem ela era. A faceta da ansiedade que manifestou foi: "Há algo de errado comigo." Embora Betty seja culta e rica, identifica-se com uma história básica de inferioridade em relação aos outros. Ela teve três experiências adversas na infância: o divórcio dos pais, a doença mental da mãe e o abuso emocional. Compensou sua autoconsciência falha sendo uma mulher que venceu por esforço próprio. Formou-se com honras na universidade, mantém uma aparência impecável e tenta ser uma ótima amiga. Contudo, sofre de ansiedade crônica e ataques de pânico, não só porque teme que alguém descubra sobre sua infância como também porque, apesar de seus corajosos esforços para se transformar em uma pessoa boa o bastante, inconscientemente acredita, como acreditava quando era uma garotinha inocente, ser inferior aos outros.

Perspectivas primárias

Betty, como todo mundo, cresceu e perpetuou seu eu condicionado e suas histórias vendo a si mesma, os outros e o mundo através das perspectivas primárias contidas em sua história básica, que era: "Como fui criada na pobreza, não sou tão boa quanto os outros." As perspectivas primárias se tornam lentes filtrantes. Como essas lentes são percepções distorcidas, você não vê a si mesmo e os outros como são. A perspectiva de "há algo de errado comigo" é predominante e expressa em frases como: "Não sou como os outros", "Por que não posso ser como ele?", "Eu nunca poderia fazer isso" e "Isso nunca funciona para mim". Essas perspectivas dão um tom negativo ao nosso mundo e contribuem muito para a ansiedade.

"Há algo de errado comigo" e o medo de falar em público

Quando, em seu íntimo, você acha que não está bem, a tensão resultante pode fazê-lo buscar a confirmação das pessoas de que está bem e a interpretar olhares dos outros como críticas. Essa dolorosa combinação de precisar de aprovação e ver desaprovação o faz recuar, temendo agir errado, e é uma causa básica de ansiedade social. Essa é a desordem de ansiedade mais prevalente nos Estados Unidos, segundo R.C. Keller e colegas (2005), que relataram que 15 milhões de norte-americanos adultos com idades a partir de 18 anos, ou 6,8% das pessoas nessa faixa etária, têm fobia social. O medo de falar em público é alimentado pelo medo de ser julgado negativamente ou passar por idiota. Você teme expor sua inadequação e que falar para um grupo seja humilhante. O medo de falar em público demonstra que você não só vê externamente através de suas perspectivas primárias como também internamente. As lentes distorcem a visão nas duas direções. Se você acha que está sendo julgado, também julga a si mesmo. Se exagera suas falhas, acha que os outros as estão exagerando.

Se você acha assustador falar em público, isso não é o fim do mundo. Pode examinar as histórias básicas que alimentam esse medo. Como está prestes a descobrir, você não tem de olhar para a vida através das mesmas velhas lentes de percepção.

Equívoco inocente

A seguir estão dois exercícios realmente fortalecedores que nos permitiram falar diante de grupos e que também podem ajudá-lo. Lembre-se de que a ansiedade em relação a falar em público é estimulada por um grande equívoco surgido de sua história sobre si mesmo. Você literalmente acredita em algo inverídico que lhe causa ansiedade. Pode se livrar dessa impressão equivocada dando dois passos saudáveis. O primeiro é identificar sua velha história de identidade. O segundo é chamá-la pelo seu verdadeiro nome: equívoco inocente.

EXERCÍCIO: CONTINUE A EXPLORAR SUA HISTÓRIA DE IDENTIDADE

Qual é sua velha história sobre o tipo de pessoa que você é? Conheça-a bem para que não o afete mais. Para continuar seu exame, complete estas cinco frases:

- A maior mentira em que acreditei sobre quem eu sou é _____ .
- O que não quero que os outros saibam sobre quem eu sou é _____ .
- Bem no fundo, sempre achei que eu era _____ .
- Meus pais achavam que eu era _____ .
- Resumindo, uma frase que descreve melhor o tipo de pessoa que sou é _____ .

EXERCÍCIO: EQUÍVOCO INOCENTE

1. Leia o que escreveu no exercício anterior.
2. Depois de cada frase, pare, respire profundamente e diga em voz alta: "Velha, velha história, um equívoco tão inocente."

Você pode dizer "um equívoco tão inocente" quantas vezes quiser. Diga-o sempre que ouvir a velha história básica ou a sentir se manifestando em sua vida. A cada vez que você faz isso, traz mais cura. Você se cura porque fala a verdade. Sua identidade condicionada é o equívoco inocente de uma criança.

Conclusão

Sua velha história sobre quem é tem grande influência sobre você. Reside em sua mente sob sua consciência, como causa e perpetuadora de sua ansiedade. Você não está destinado a passar os dias acreditando em velhas histórias e revivendo adversidades passadas. As práticas de cura de Yoga o ajudam a ver como sua mente funciona, lhe dão grande conforto e o conectam com sua essência interior.

Capítulo 3

Como o Yoga cura a ansiedade

Esse ato de testemunhar é puro. Não tenta ser gentil; é apenas um bom companheiro. E desse companheirismo surge compaixão (...) Nós acompanhamos nossos próprios sofrimentos, pensamentos e esperanças, o que quer que surja na mente e no coração — e observamos benevolentemente, como se o que surgisse fosse uma criança, um amor, um velho amigo.

— John Tarrant

Assim que começar a examinar as velhas histórias que contribuem para a ansiedade, você estará a caminho da cura. Não é preciso examinar muito para descobrir quanto sofrimento esses equívocos inocentes causam. Conhecê-los já é um alívio, e o motiva a continuar olhando para dentro. Você percebe o quanto estava inconsciente da fonte de seu sofrimento, e entende de um modo muito especial o que Sócrates queria dizer quando afirmou: "A vida não examinada não vale a pena ser vivida."

Tornando-se consciente

Com o objetivo de sustentar seu olhar para dentro, discutiremos o que acontece quando olhamos para nosso íntimo. Para resumir os comentários de John Tarrant na epígrafe da abertura deste capítulo, testemunhar é um modo de nos relacionarmos com nós mesmos. Você se torna o observador, assim como o experimentador. Quando vê um ótimo dançarino no palco, está se relacionando com outra pessoa. Quando observa sua própria movimentação frenética de um lado para o outro, está se relacionando consigo mesmo. Enquanto você está realmente observando outra pessoa, se esquece de si mesmo, e enquanto está realmente observando a si mesmo, descobre-se. Isso pode até mesmo levá-lo a dizer: "Ei, estou agitado." Então tende a ocorrer algo interessante. Você pode se encontrar desacelerando. O simples fato de se tornar consciente o alivia. É testemunhando que você se torna consciente.

A prática de testemunhar

Testemunhar é observar pensamentos, emoções, sensações físicas e energia — toda a atividade que ocorre dentro de você. É prestar atenção a si mesmo como quando você está consciente do seu ambiente. Você aprendeu a observar o trânsito enquanto dirige, observar seus filhos brincando ou ficar de olho no fogão quando está cozinhando. Embora tenha aprendido como focar sua atenção, sua capacidade de observar é inata. Você também pode aprender a prestar atenção ao que está acontecendo em seu mundo interior, cultivando essa capacidade por meio da prática.

EXERCÍCIO: SIMPLES TESTEMUNHO

1. Olhe ao redor de onde você está agora. Observe as tonalidades e os formatos. Examine algo atentamente, notando suas cores, formas ou texturas.
2. Agora preste atenção em si mesmo. Esfregue dois dedos um no outro e repare na sensação que isso produz. Pare e respire. Note a sensação de suas nádegas na cadeira. Pare e respire. Agora note a sensação de seu coração batendo.
3. Preste atenção de novo ao ambiente. Olhe para as cores, formas e texturas ao redor.
4. Volte novamente a atenção para dentro. Note as sensações das solas de seus pés no chão.
5. Olhe para suas mãos e note a sensação de energia pulsando através delas.

Observe o quanto esta prática é agradável. Sua mente se torna absorta no testemunho e acha isso prazeroso. Note que não há julgamento no testemunho; é pura observação. Uma coisa é observar, mas promove muito mais cura se dar conta de que você está observando. Nessa prática você esteve consciente de que estava testemunhando.

A prática de respirar conscientemente

Quando sua respiração relaxa, seu corpo também relaxa. Um modo de desacelerar sua respiração é respirar profunda e intencionalmente, como discutimos no Capítulo 1. Isso produz a reação de relaxamento e é um grande remédio para a ansiedade. Quando você respira conscientemente, sua respiração se torna uma âncora que o impede de ser levado pela ansiedade.

Outro modo de relaxar a respiração é prestar atenção a ela. Simplesmente observar sua respiração sem pretender aprofundá-la pode ser tranquilizador, porque quando você a testemunha não presta atenção ao seu pensamento. Seu foco está na respiração e sua mente se aquieta. Portanto, uma prática muito eficaz é simplesmente se conscientizar da respiração: *ar entrando, ar saindo, ar entrando, ar saindo.* Se você é uma pessoa acelerada, talvez não tenha lido a última frase. Não faz mal, só note o que fez. As mentes ansiosas tendem a ser ligeiras. Tente novamente: *ar entrando, ar saindo.* Quando você realmente desacelerar e praticar, se sentirá mais calmo.

A prática da investigação

Quando você se sente ansioso, está com a maior parte de sua atenção voltada para pensamentos acelerados e sentimentos de medo. Essas sensações intensas são seu estado primário, aquilo com que você mais se identifica. Internamente não só sente que está *vivendo* ansiedade como também que você é ansiedade.

Porém, quando investiga a ansiedade, ela passa a ser um estado secundário, ou pelo menos um estado primário compartilhado. Você se torna uma pessoa que vive a ansiedade, mas também a investiga. Caso se identifique como um investigador de sua experiência, a curiosidade se tornará seu estado primário. Como uma pessoa interessada, você está estudando a ansiedade. Esse ponto de vista diferente o ajuda a evitar se perder nela. Mais do que uma pessoa ansiosa, agora você é uma pessoa que *tem* ansiedade e está *aprendendo* sobre ela.

A prática de investigar o ajuda a se tornar consciente de que você é mais do que aquilo que vive. Ou seja, você tem experiências e pode aprender o que as causa. Investigar o ajuda a entender seu mundo interior de sensações, emoções, motivos e percepções. Também o ajuda a entender como a ansiedade se perpetua. É uma ótima maneira de olhar sob suas experiências superficiais e averiguar como sua mente funciona, como suas crenças o impactam e como suas experiências passadas se regeneram.

Ler este livro o ajuda a investigar a ansiedade para poder questioná-la e não ter como certa sua experiência comum. Você já fez uma investigação quando examinou sua história de identidade e completou as frases sobre suas crenças em relação a si mesmo. Há muitas outras frases para completar neste livro. Nós o incentivamos a ser curioso ao realizar esses exercícios, acabando com velhos equívocos e descobrindo a verdade sobre quem você realmente é.

A prática de praticar

Nós, seres humanos, somos criaturas de hábitos. Hábitos como a ansiedade se tornam automáticos e profundamente arraigados por meio da repetição. Embora formemos muitos hábitos de modo não intencional ou inconscientemente, também podemos desenvolvê-los de forma proposital. Os exercícios de Yoga o ajudarão a cultivar novos hábitos, como lidar com a ansiedade em vez de ser controlado por ela. O efeito cumulativo de uma prática bem escolhida é que você aproveita mais a vida e pode correr novos riscos e, se está ansioso, pelo menos isso não é debilitante.

A história de Mary

Como dissemos, Mary sofreu de ansiedade durante muito tempo. Depois de frequentar aulas de Yoga por alguns anos, as práticas mais profundas de respiração consciente, testemunho e meditações do coração criaram raízes e começaram a tirá-la das garras da ansiedade. A história a seguir conta como a prática repetida alivia a ansiedade.

Alguns anos atrás, comecei a apresentar seminários e viajar pelo país. Viajar sozinha não era fácil para mim. Não tenho um bom senso de direção e me perco facilmente. Não gosto disso e fico apavorada. Minha mente se torna irracional, achando que ficarei perdida para sempre. Graças às práticas de Yoga, agora reconheço minha aflição quando dirijo em lugares desconhecidos, respiro profundamente para permanecer no momento presente, faço uma verificação da realidade de meus pensamentos aflitivos e encontro o caminho certo. Viajo sozinha pelo país, nem sempre confortavelmente, mas o medo não me faz parar.

Em uma viagem, decidi seguir instruções complexas e dirigir meu carro alugado através da cidade até um restaurante. Enquanto dirigia, meus pensamentos assustadores de costume surgiram. "E se eu não encontrar o caminho de volta para o hotel? Isso é muito difícil. Confunde. Nunca deveria ter saído do hotel." Meu sistema nervoso autônomo se acelerou e me senti ansiosa. Ao mesmo tempo, testemunhei meus pensamentos e me concentrei em respirar plenamente: ar entrando, ar saindo; ar entrando, ar saindo. Recuperei a lucidez ao verificar a realidade: "Olhe, você não está perdida. Tem o GPS e um telefone celular. Ainda é dia." Pratiquei o monólogo confortador: "Está tudo bem, você está bem."

Cheguei ao restaurante e pedi uma mesa em uma área tranquila. Quando me sentei, comecei a realizar o tranquilizador exercício de Yoga de pôr a mão no coração. Respirei plenamente, sentindo meu coração e o calor da compaixão. Sentindo-me apoiada, percebi, de um modo novo e intenso, o quanto aqueles velhos pensamentos de medo estavam arraigados. Sulcos profundos no inconsciente, eles estavam ali há muito tempo.

Chorei lágrimas invisíveis, percebendo mais uma vez o quanto os pensamentos de medo tinham me afligido. Senti benevolência para com essa personalidade condicionada. Milagrosamente, desde então, o medo não me domina quando estou em cidades desconhecidas. Mas se surgir de novo, sei que conto com o apoio da respiração consciente, da benevolência e da sanidade resultantes de testemunhar pensamentos e emoções.

Os exercícios de cura do Yoga podem mudar seu relacionamento com a ansiedade, assim como fizeram e continuam a fazer com Mary. Desenvolva a prática de praticar. Então, quando cair nas garras da ansiedade, essas práticas estarão incutidas em você, prontas para servi-lo.

As cinco capacidades da mente

Você não pode lidar com aquilo de que não tem consciência. Um dos grandes benefícios da prática de testemunhar é se conscientizar de sua atividade mental. Para realmente poder fazer isso, é bom saber para o que está olhando. Esse segmento lhe oferece alguns indicadores.

Quando você era criança, talvez alguém tivesse lhe apontado as constelações no céu. Em pé ao seu lado, talvez tivesse erguido a mão e apontado para a Ursa Maior e a Via Láctea. Então, como você sabia o que procurar, as viu pela primeira vez. Assim que pôde reconhecê-las, a experiência de olhar para elas se tornou prazerosa. Para que você saiba o que procurar, o Yoga resumiu as cinco capacidades da mente, permitindo-lhe olhar para dentro da sua consciência e chamar seus pensamentos por seus verdadeiros nomes. Fazer isso é tão gratificante quanto dar nomes às constelações no céu noturno, porque o que antes era obscuro agora se torna claro.

Segundo a tradição do Yoga, o funcionamento da mente adulta é dividido em cinco capacidades:

- Memória
- Imaginação
- Percepção
- Senso de identidade
- Inteligência

Memória

Uma das funções da mente é armazenar informações. A memória lhe permite se lembrar de onde você mora e trabalha, de sua conta bancária e de seus alimentos favoritos. Embora ela seja importante para uma vida saudável, preocupar-se com lembranças o afasta do momento presente e orienta sua vida atual para eventos no passado.

É fácil sentir o puxão do passado. Eis uma lembrança sobre bondade:

Eu me lembro de minha querida cadela da raça pastor alemão. Muitos anos atrás, em um dia particularmente triste, sentei-me em minha espreguiçadeira, chorando. Minha amada cadela de 38 quilos subiu no meu colo e começou a lamber minhas lágrimas e a choramingar. Comovida com sua compaixão, eu a abracei e minhas lágrimas secaram. Agora, ao escrever, sinto o puxão emocional da lembrança. Ela era uma maravilhosa companhia para mim.

Se você quiser, experimente fazer isso. Resgate uma lembrança de bondade. Sinta seu efeito em você. Observe como o puxa e, por um instante, o faz se desconectar do presente e voltar no tempo. Prolongue um pouco essa experiência e depois volte para o momento presente.

Imaginação

A mente humana também tem a função de imaginar. Essa capacidade maravilhosa é o que produz ótima música, arte, inovação e humor. Contudo, a imaginação pode assustá-lo se você permanecer concentrado no que *poderia acontecer*. Quando você está preocupado com o futuro, vive através de sua imaginação. Fica absorto no que poderia acontecer e não presta atenção ao momento presente. A orientação para o futuro é uma característica típica da ansiedade. Não importa se o futuro é o próximo momento, o próximo dia, a próxima semana ou os anos vindouros.

Também é fácil viver no futuro. Eis um exemplo:

Estou ansiosa por um evento, uma reunião com minhas doces sobrinhas. Não nos vemos há mais de um ano. Gosto muito delas e estou louca para abraçá-las e passar um tempo com elas. Agora, ao escrever, sorrio antegozando esse momento, porque as adoro!

Experimente fazer isso. Antegoze um evento muito desejado. Sinta seu efeito em você. Observe como o puxa e, por um instante, o faz se desconectar do presente e ir para o futuro imaginado. Agora volte para o momento presente!

Percepção

Uma das funções da mente é a percepção, que é o modo como você assimila os dados de fora de seu corpo. Você usa seus sentidos para assimilar informações do mundo físico ao seu redor. Tenha uma experiência direta de como você assimila informações:

1. Pare por um momento e olhe para uma cor em seu ambiente imediato.
2. Agora ouça os sons ao redor.
3. Sinta qualquer sabor remanescente em sua boca.
4. Sinta os cheiros de suas roupas e mãos.
5. Toque e sinta este livro.

Frequentemente, as percepções são distorcidas porque interpretamos as informações puras fornecidas por nossos sentidos através dos filtros de nossas crenças e nossos instintos de sobrevivência. Inevitavelmente, os pensamentos ocultos na ansiedade distorcem a percepção. Eis um exemplo óbvio: se você acredita que é feio, tende a achar que os outros o consideram feio. Quando alguém se vira e olha para você, presume que está sendo julgado negativamente. Seus olhos captam a informação e depois os dados passam pelos filtros da mente condicionada. Sua ansiedade é causada por como você interpreta o olhar, não pelo fato de alguém olhá-lo.

Senso de identidade

Outra função da mente é desenvolver uma identidade, um conceito de "quem eu sou". Isso lhe permite se experimentar como um indivíduo distinto. Pouco a pouco, seu conceito de quem você é se torna arraigado e deixa de ser questionado.

Nem mesmo seu nome é quem você é em sua essência. Ele lhe foi dado. É uma palavra associada a você que não diz nada a seu respeito. É claro que muitas coisas além do nome contribuem para seu senso de identidade. O importante aqui é que até mesmo seu nome é um aspecto de seu condicionamento.

Superficialmente, você pode achar que seu conceito de quem é mudou e se tornou mais positivo. Mas, na verdade, a velha história permanece intocada por seus esforços para se fazer ter valor. Melhorar sua autoavaliação por meio de bons atos e palavras positivas é como pintar madeira velha. A pintura protege e embeleza a superfície, mas por baixo a madeira não muda. Embora você possa se sentir melhor pintando sua velha história, a cura mais profunda provém de reconhecer que, afinal de contas, você não é sua história.

Não é errado criar uma história de quem você é; isso é uma função natural da mente. Contudo, é só um aspecto dela, não a totalidade de quem você é. Quando entender esse fato, começará a se livrar das garras de suas histórias. Quando aprender a reconhecer suas histórias básicas, elas não exercerão mais a mesma atração magnética sobre você, embora ocasionalmente ainda possa ser levado por elas. Isso ainda acontece conosco, e então, mais cedo ou mais tarde, ocorre-nos que fomos levados pela contracorrente de nossas velhas histórias. Quando nos conscientizamos delas, entendemos o que realmente são: equívocos inocentes, e não quem somos.

Inteligência

A mente tem outra função: a inteligência. No Ocidente tipicamente pensamos na inteligência, ou no QI, como um conjunto de capacidades que podem ser medidas por testes objetivos. A forma de inteligência a que nos referimos aqui é entendida melhor como sabedoria, e também poderia ser chamada de insight, clareza e conhecimento. Você não pode forçar sabedoria ou conhecimento interior — eles simplesmente surgem, geralmente quando sua mente está quieta. Por exemplo, às vezes você pensa em um problema à noite, quando está exausto. Em sua fadiga, não consegue decidir o que fazer. Finalmente desiste e diz para si mesmo algo como: "Dane-se, isso não vai levar a lugar algum. Vou dormir." Na manhã seguinte, a solução para o problema lhe ocorre e parece óbvia.

Faz sentido deixar sua mente pensante se desligar de seus problemas. Você já sabe que não toma as melhores decisões quando está preocupado e impaciente, em geral tendo os mesmos pensamentos repetidamente. Encontre modos de aquietar sua mente com os exercícios de meditação resumidos no Capítulo 7 e as respostas que obterá serão muito mais inteligentes do que as produzidas por pensamentos inquietantes.

Torne-se consciente de como a mente funciona

Quando você faz uma longa viagem de carro, um mapa o ajuda a saber onde está. O Yoga o ajuda a saber onde você está em sua mente, ensinando-lhe como ela funciona e como testemunhar isso. Você pode se tornar consciente desse trabalho interno mental. Com a prática, pode testemunhar uma lembrança, um futuro imaginado ou a repetição da mesma história de identidade. Como percebeu no exercício de testemunho neste capítulo, testemunhar é relacional. Você, a testemunha, torna-se um companheiro para si mesmo, o pensador e experimentador.

Isso é realmente encorajador. Quando você é capaz de ver o que a mente está fazendo, não se identifica totalmente com seus pensamentos. Não é tão consumido por eles, por isso não o perturbam tanto. Ser conduzido por pensamentos subconscientes é como dirigir à noite com os faróis desligados. Você não vê para onde está indo. Por outro lado, com seus faróis do testemunho ligados, vê o que está acontecendo em sua mente que lhe causa ansiedade e não continua às cegas pela mesma dolorosa estrada.

A história de Cynthia

Durante uma conversa recente, Cynthia disse: "Estou muito ansiosa e tenho dúvidas sobre minha decisão de passar o verão na Índia. Não consigo dormir e questiono minha motivação para ir." Quando lhe foi perguntado seu motivo original para a viagem, ela respondeu: "Eu me sinto atraída por essa comunidade espiritual há muitos anos. Quero ver se posso participar e contribuir."

Ao perguntarmos há quanto tempo ela experimentava dúvida ao tomar decisões importantes, Cynthia respondeu: "Tenho dúvida desde que me entendo por gente." Quando a pergunta foi se a dúvida lhe dava insights, ela hesitou e sussurrou: "A dúvida só duvida. Isso é tudo que faz; não me guia. Ela me torna insegura." Ela se calou por um momento e depois falou: "Dar ouvidos à dúvida tem me causado muita ansiedade. A dúvida questiona meus motivos, me faz desconfiar de mim mesma." Ela ficou sentada em silêncio, assimilando o impacto de suas palavras, e acrescentou: "A dúvida causa sofrimento. A dúvida só pode duvidar." Sendo uma praticante de Yoga, Cynthia se concentrou em sua respiração, dando-se tempo para digerir o que dissera. Ela investigou a dúvida e percebeu que era sua imaginação assustando-a com "e se". Deu-lhe o nome de "o Duplo Duvidador", que, nas palavras dela, "hesita e questiona os motivos, fazendo-me desconfiar do que sei em meu coração que é verdade".

Ver que sua imaginação a havia assustado, e respirar através do desconforto emocional, permitiu-lhe se reconectar com seu desejo genuíno de passar um tempo nessa comunidade espiritual. Ela não precisou analisar uma vida inteira de dúvidas. Vendo a dúvida como era, Cynthia saiu dela para o espaço interior de respiração, testemunho e capacidade de pensar claramente.

Usando a consciência como agente de cura

Provavelmente você conversa consigo mesmo e até tenta se ajudar rechaçando seus pensamentos inquietantes. Cynthia poderia rechaçar suas dúvidas, "não sei se deveria fazer essa viagem", com pensamentos tranquilizadores, como "tudo bem, você só está pensando duas vezes". Substituir um pensamento de dúvida por outro é mais encorajador. Contudo, você não pode fazer isso se não tem consciência dos seus pensamentos, e às vezes só precisa testemunhar o que está acontecendo.

Cynthia observou como sua mente estava funcionando. Testemunhou o pensamento inquietante — "E se a viagem não correr bem e for um grande erro?" — e notou: "Esses são pensamentos de dúvida; minha imaginação está me assustando." Conscientizar-se dos pensamentos e redirecionar a consciência para sua respiração a acalmou e a trouxe de volta para o momento presente, onde conseguiu acessar a inteligência: "Aqui estou eu, neste momento, tendo esses pensamentos! Eis a dúvida de novo."

Concentrando-se na respiração, ela se desligou de seus pensamentos e percebeu que eles só tinham uma função: assustá-la. Cynthia sentiu uma explosão de energia quando viu sua dúvida tal como era. Sua ansiedade se transformou em excitação.

Como a de Cynthia, sua cura é uma jornada de conhecimento daquilo que ocorre em seu íntimo e que lhe causa desconforto. Ela examinou sua dúvida e percebeu que a acompanhava desde sempre. Quando se conscientizou de sua presença e a chamou de "Duplo Duvidador", teve forças para seguir o desejo de seu coração.

Lembra-se de Mary, que apesar de não ter um bom senso de direção agora viaja regularmente pelo país sozinha? Desde que ela pode se lembrar, acreditou no pensamento: "Não sou capaz de viajar sozinha." Outros pensamentos, como "não tenho facilidade para aprender" e "não sou realmente inteligente" reforçaram seu sentimento de inadequação. A história de identidade básica mais profunda era: "Não sou competente o bastante."

Para Mary, reconhecer a história de identidade foi libertador. Essa história não desapareceu, porque tem raízes profundas em sua psique. Contudo, não tem o poder emocional que tinha, e que era a fonte de tanta ansiedade. Tampouco Mary a limita. Quando ela vê a história, sussurra: "Velha, velha história, um equívoco tão inocente." Observa a atividade de sua mente, respira e expressa gratidão por ter se livrado de seu jugo.

A ansiedade causa uma redução da consciência e do senso do eu. O crescimento da consciência aumenta o senso do eu; quando você aprende mais sobre si mesmo, descobre que há muito mais em você do que algum dia sonhou ser possível.

EXERCÍCIO: EXPLORE SUA POTENCIALIDADE

1. Arranje um tempo para parar e concentrar sua consciência em seu corpo.
2. Conscientize-se de seu corpo. Sinta os ossos de seus quadris na cadeira e seus pés no chão. Sinta sua espinha dorsal se erguendo de sua pélvis. Relaxe os ombros. Relaxe os maxilares.
3. Conscientize-se de sua energia. Observe sua respiração, o ar entrando e saindo de suas narinas. Agora observe o ar entrando e saindo do seu peito. Note o ar entrando e saindo de sua barriga. Aprecie sua respiração!
4. Agora explore sua potencialidade completando as frases a seguir:
   - O que realmente quero para mim é _____.
   - Meu maior desejo é _____.

- O que realmente importa para mim é _____.
- Se eu pudesse, iria _____.

5. Em um diário, escreva o que realmente quer e o que toca seu coração. Conte seus desejos mais íntimos para alguém em quem confie.

Para favorecer seu desenvolvimento, nós recorremos a uma investigação de quem você realmente é. A ansiedade se torna menos importante quando você se conscientiza da importância de quem é.

Os cinco invólucros

Invólucro é um termo usado em Yoga para descrever as diferentes camadas de nosso ser. Frequentemente comparados com as camadas de uma cebola, se estendem de nossos corpos físicos mais superficiais e aparentes para os "corpos" mais sutis e profundos das emoções, da mente e do espírito. Esses invólucros familiarizam você com seu panorama interior e o ajudam a identificar e mapear o que vive, e onde o vive. Isso é muito útil à medida que você se torna mais consciente dos seus pensamentos, emoções e energias que correspondem à ansiedade e dos que correspondem à satisfação. A seguir, discutiremos os cinco invólucros, começando pelos mais externos e terminando nos mais internos:

- Invólucro feito de alimento (corpo físico)
- Invólucro feito de energia vital (prana ou corpo energético)
- Invólucro feito de fluxo mental/emocional (corpo mental)
- Invólucro feito de sabedoria (Buddhi ou corpo intelectual)
- Invólucro feito de beatitude (corpo espiritual)

O invólucro feito de alimentos (corpo físico)

A parte mais externa do corpo é o *invólucro feito de alimentos*. Também conhecido como corpo físico, é a carne e os ossos que compõem o corpo em que você habita. Embora você viva no corpo, não está confinado a ele. Pode se identificar primeiramente com seu corpo e até mesmo basear sua autoestima em como julga sua beleza relativa. Contudo, os tecidos que compõem órgãos, esqueleto e músculos são apenas uma dimensão de seu ser. São transitórios, em constantes mudanças. As células que formam o corpo se regeneram continuamente.

Invólucro feito de energia vital (prana ou corpo energético)

O *corpo de energia*, ou *prana*, é o movimento da energia através dos invólucros físico e mental. A vida não existe sem o prana; dependemos dele para mover nossos corpos físicos, bombear sangue, digerir alimentos, respirar, pensar e nos concentrar. Experimentamos a energia em um *continuum* de intensidade, que varia entre forte e letárgica.

A resposta ao estresse agita o prana e cria bloqueios de energia no corpo. Você sabe como é isso. Sua frequência cardíaca aumenta; seus músculos vibram com energia, prontos para entrar em ação; e sua mente fica extremamente concentrada. Se não há nenhuma necessidade de lutar ou fugir, ou alívio imediato para a energia reprimida, sua mente passa de um foco único para pensamentos acelerados e seu corpo se torna nervoso ou retesado. A resposta ao relaxamento acalma sua energia. Quando o sistema nervoso parassimpático é ativado, sua mente se aquieta. Sua frequência cardíaca se desacelera, sua digestão melhora, seu corpo físico se sente à vontade e você tem uma sensação de bem-estar.

O Yoga trabalha com o prana principalmente por meio de exercícios respiratórios e posições físicas. Aprofundar e desacelerar a respiração acalma o corpo de energia. Alongar e movimentar o corpo por meio de posições físicas alivia a tensão muscular.

Invólucro feito de fluxo mental/emocional (corpo mental)

O *invólucro mental* consiste no funcionamento básico da mente. Como já discutimos, a mente se lembra, imagina, percebe e forma um senso de identidade.

- Memória consiste em armazenagem seletiva de eventos do passado. Não é completa nem exata.
- Imaginação é conjectura, fantasia e diversão. Antecipa o futuro, algo que ainda não existe.
- Senso de identidade é a história sobre quem você acha que é, a história que adotou e manteve.

Acreditar em sua história de autoestima é tão confuso quanto acreditar que você é a aparência mais externa de seu corpo! Isso simplesmente não é verdade.

A prática de Yoga o ajuda a perceber que a história de quem você é não passa de uma história, e que você é inerentemente bom. A verdade é que você é intrinsecamente bom. Seu trabalho de cura é descobrir isso. Então não terá de acrescentar nada extra para se sentir bom. Em sua essência você não é falho, por isso não tem de consertar e provar nada.

Invólucro feito de sabedoria (Buddhi ou corpo intelectual)

O próximo invólucro mais interno, o *invólucro da sabedoria*, ou *Buddhi*, geralmente aparece quando a mente se aquieta. Buddhi também é chamado de "pequena e calma voz interior" ou "voz do guia interior". Seu guia interior deseja a verdade para você independente de seus medos, suas lembranças dolorosas ou seus monólogos negativos. Não quer que fique preso à ansiedade, embora seus pensamentos de medo e dúvida possam rebater os conselhos de seu guia e justificar ou defender sua permanência onde está. Ignorar o guia interior resulta em mais ansiedade. Por isso, embora você possa ter medo, adiar o que no fundo sabe que precisa fazer simplesmente prolonga seu estresse.

O guia interior se manifesta mais facilmente se você não tenta controlá-lo, liderá-lo ou dirigi-lo. Podemos tentar dirigir nosso guia interior para obter respostas predeterminadas, como se soubéssemos o que é melhor e pedíssemos ajuda para atingir nossos objetivos. Quando arquitetamos ou tentamos forçar a orientação, podemos acabar suprimindo-a. Pedir orientação interior é um modo de buscar informações do seu eu mais elevado, ou poder superior. Embora seja tentador lhe dizer o que fazer, pedir orientação ilimitada é um modo de receber verdadeira orientação. Perguntas como "O que eu realmente preciso saber agora?" e "O que a vida está me mandando fazer?" nos ajudam a ter acesso a algo mais profundo do que a tagarelice da mente.

EXERCÍCIO: ESCUTANDO SEU GUIA INTERIOR

1. **Conscientize-se de seu corpo**. Sinta os ossos de seus quadris na cadeira e seus pés no chão. Sinta sua espinha dorsal se erguendo de sua pélvis. Relaxe os ombros. Relaxe os maxilares.

2. **Conscientize-se de sua energia**. Observe a respiração, o ar entrando e saindo de suas narinas. Observe o ar entrando e saindo de seu peito. Note o ar entrando e saindo de sua barriga.

3. **Peça orientação**. Ponha a mão no coração e respire para dentro de seu peito. Peça orientação não dirigida. Sente-se quieto e ouça. Espere. Crie abertura para receber a orientação. Você pode experimentar uma voz, um sentimento ou conhecimento, ou passar por esse processo como se fosse um sonho ou devaneio. Receba o que ouvir com a mente aberta. Anotá-lo e dizê-lo em voz alta o torna mais real para você, por isso escreva o que ouvir em um diário ou uma agenda e depois conte para alguém em quem confie.

Invólucro feito de beatitude (corpo espiritual)

O corpo mais interno, o *invólucro de beatitude,* é a essência de quem você é. Esse invólucro de consciência mais elevada ou espiritualidade é mais difícil de explicar porque as palavras só podem mostrar sua direção. Embora não possa ser totalmente descrito, você pode se relacionar com ele, porque o viveu.

Nada toca você mais fundo ou cura sua ansiedade melhor do que esse invólucro. As experiências de conexão profunda, paz e conhecimento que ele permite o fazem saber, sem sombra de dúvida, que você é mais do que seu corpo e sua mente. Quase todas as pessoas tiveram experiências profundas de consciência mais elevada, reconhecendo-as ou não. Mais adiante neste capítulo nós lhe contaremos histórias para ajudá-lo a se lembrar das vezes em que se conectou profundamente com a vida, a fim de que possa se reconectar com sua enorme profundidade e totalidade.

A inter-relação dos invólucros

Assim como é preciso juntar fermento ao trigo para fazer farinha, os cinco invólucros são inseparáveis. Como estão interconectados, os invólucros físico, energético e mental refletem a condição dos demais. As perturbações em um invólucro se espalham para os outros. É por isso que a ansiedade satura o corpo, a energia e a mente. Contudo, as formas mais elevadas de consciência, os invólucros da sabedoria e da beatitude, não sofrem, e em vez disso infundem amor e verdade. Volte-se para eles, conscientize-se deles e conte com eles para sua cura.

O sofrimento ocorre no corpo, na energia e na mente. E também lhe dá acesso à esfera de consciência mais elevada, porque quando você está de joelhos e não sabe mais o que fazer, se volta para a vida espiritual. Exausto por seus esforços diários para consertar o que parece quebrado, você busca conforto, compreensão e orientação, como está fazendo ao ler este livro. Você deseja alívio do sofrimento e se volta para as práticas de cura do Yoga.

A cura de Mary

Mary havia sofrido durante muito tempo de um nível baixo, porém constante, de ansiedade. Em uma primavera, sua ansiedade chegou a novas alturas e, às vezes, era insuportável. Embora Mary não soubesse quando os sintomas surgiriam, descobriu que aumentavam bastante quando ela não estava ocupada. Em seu escritório, entre sessões de aconselhamento, sua ansiedade irrompia. Nas palavras dela, "aumentava violentamente". Nos episódios intensos, seu corpo, sua mente e sua energia eram "consumidos".

Um dia, durante um estado de alta ansiedade, Mary ouviu estas palavras: "Deite-se no chão!" Ela se lembrou de ter lido alguns anos antes sobre um mestre espiritual que deitava de barriga para cima com os braços abertos e respirava através da extrema ansiedade. O homem descobriu que a ansiedade passava por ele quando lhe permitia fazer isso, em vez de resistir a ela. Embora deitar no chão parecesse estranho, Mary decidiu fazer isso. Nos meses seguintes, sempre que ficava ansiosa, ela se deitava no chão.

Eis o que descobriu, em suas palavras:

Quando eu me deitava de barriga para cima, sem lutar contra a ansiedade, sentia algo. A ansiedade estava lá, mas eu não me sentia perdida nela. Concentrava-me na minha respiração, no ar entrando e saindo. Com isso, minha mente se aquietava. Eu não reagia à ansiedade. Era como se outra energia surgisse para ir ao encontro da ansiedade. Eu a chamo de presença. Fosse o que fosse, parecia mais forte do que a ansiedade. Era doce, estática e viva. Depois de algum tempo, a ansiedade diminuía e lá estava eu, sendo apoiada por essa presença. Passei a adorá-la. Depois de alguns meses, a ansiedade aguda sumiu. Meu tempo de alta ansiedade passou e até agora não voltou. Sabe, ainda me deito no chão, inspirando e expirando, e sinto essa mesma presença. De algum modo, sinto-me conectada. Deitar no chão e respirar é parte de meu exercício espiritual.

Mary se sentiu curada pela prática de deitar no chão, respirar e se render — deixar sua ansiedade existir. Desistiu de tentar controlá-la ou expulsá-la. Como não sabia o que mais fazer, ia para o chão. Olhando para trás, ela chama esse exercício de "respirar, permitir e simplesmente ser".

A verdadeira cura envolve todos os invólucros

A verdadeira cura envolve todos os invólucros e pode começar em qualquer um deles. Entender a forte inter-relação dos corpos é tão importante que lhe daremos outro exemplo. Desta vez examinaremos como trabalhar com o corpo energético trouxe a cura. Como a fobia social, ou o medo de falar em público, é a forma mais comum de ansiedade, contaremos a história de cura de Roberto.

A cura de Roberto

Roberto, um homem na casa dos cinquenta anos, preparava-se para dar uma palestra para um público extenso. Era uma grande honra e, naturalmente, ele queria fazê-lo bem. Por esse motivo se preparava e treinava. Uma semana antes da palestra, ficou muito ansioso. Tomou medicação contra ansiedade e estava disposto a tomá-la de novo se necessário, mas queria outro modo de ajudar a si mesmo no dia da apresentação. Eis sua história:

Sou um meditador, mas a respiração consciente não me acalmou naquela semana. Eu estava muito agitado. Então me lembrei de ler sobre a meditação do coração. A instrução era inspirar e expirar a partir do coração. Tentei fazer isso, mas não foi o suficiente para desacelerar meus pensamentos angustiantes. Na verdade, inspirar e expirar a partir do coração doía. Eu sentia uma dor no local.

Coloquei instintivamente a mão sobre o coração para esfregar o ponto dolorido. Fiquei surpreso com o quanto isso foi tranquilizador. Fiquei sentado ali, meditando, esfregando o coração com a mão. Meu coração ficou aquecido pelo meu toque. Pela primeira vez em dias, minha mente se aquietou. Apreciei a meditação e a energia que senti em meu coração.

Então me ocorreu: por que não treinar minha apresentação tocando no meu coração? Foi o que fiz e descobri algumas coisas interessantes: (1) Quando sentia minha mão em meu peito, permanecia no momento presente, não corria à frente de mim mesmo. (2) Com a mão no peito, respirar era confortável e minha voz relaxava. (3) Consciente do calor do meu coração, sentia-me apoiado. Conhecia meu discurso. Só tinha de relaxar e permanecer no momento presente.

A propósito, Roberto não precisou de medicação contra ansiedade no dia da palestra. Antes de sair de seu hotel, sentou-se em silêncio com a mão no coração, meditando. Não só deu uma ótima palestra como também descobriu um modo de participar de sua própria cura. Quando o corpo se acalmou, a mente se aquietou. Quando sua respiração relaxou, a voz de Roberto fez o mesmo.

Experiências de união

Você pode ter tido experiências em que se sentiu totalmente conectado com a vida. Talvez quando segurou um bebê dormindo e sentiu que vocês dois eram inseparáveis, como um único ser. Talvez quando entrou em uma região selvagem e se sentiu como se fosse parte dela, ou caminhou no início da manhã e o silêncio que sentiu por dentro era inseparável do profundo silêncio do bairro. Se você já teve experiências desse tipo, sabe que lhe trouxeram muita paz.

A história de Brad

Muitos anos atrás, ao visitarmos o Parque Nacional das Montanhas Rochosas, fomos dar um passeio de carro à tarde. Paramos em uma via lateral e eu me senti compelido a me afastar do grupo e ficar sozinho apreciando a imensidão da paisagem. Era um dia nublado, com garoa e muito vento, e frias gotas de chuva caíram sobre mim. Subitamente, tudo se aquietou; só havia vastidão, eternidade e uma paz indescritível.

Meus amigos me chamaram de volta para o carro. Voltei relutantemente, sentindo-me privado de algo, como se estivesse deixando meu amor. Fui, mas em silêncio. Alguma coisa havia acontecido, embora eu não tivesse palavras para descrever a experiência. O silêncio interior era profundo e irresistível.

Desde então, o silêncio tem sido palpável. Tudo que preciso fazer para imergir nele é parar e ouvir. Algo mudou em mim naquele dia. Não me sinto só; o silêncio me conforta, garante-me que aquilo em que habito e respiro é vivo e penetrante. Essa experiência me levou à meditação e à vida espiritual. Meus olhos pararam de buscar apoio no exterior; começaram a se voltar para dentro, para a paz do silêncio interior.

Pouco a pouco, a vida de Brad começou a mudar. Um workaholic por muitos anos, ele era o tipo de homem em quem você contava para fazer um trabalho, mas não para se divertir. Depois de sua experiência no Colorado, ele perdeu o interesse em trabalhar oitenta horas por semana e passou a adorar caminhar pelas montanhas. Começou a ler livros sobre espiritualidade e frequentar aulas de Yoga. A experiência mística no alto da montanha foi uma virada em sua vida, pondo-o em contato com sua consciência mais elevada.

Não é raro experimentar essa sensação de união e consciência mais elevada em regiões selvagens. É claro que as experiências místicas podem ocorrer em qualquer momento e lugar. Muitos anos atrás, em um retiro de meditação, um jovem universitário teve uma experiência intensa. Durante uma meditação, caminhando, sentiu-se compelido a se afastar do grupo e tomar o rumo do lago. No final do retiro, contou ao grupo que havia experimentado uma união com Deus ao caminhar devagar sozinho perto da margem. Disse: "Deus está em todos os lugares, é onipresente; não estou separado de Deus."

Ele havia sentido uma alegria indescritível, e acrescentou que a experiência resolveu seu conflito sobre a meditação. Estava atraído pela meditação, mas temia ir além dos limites de sua criação religiosa conservadora. Em suas palavras: "A paz que vem quando minha mente se aquieta na meditação é a mesma que experimentei caminhando perto da margem."

As experiências de consciência mais elevada têm um impacto em você. Mais cedo ou mais tarde redirecionam sua vida. Fazem você voltar sua atenção para o mundo interior de paz e contentamento.

As experiências místicas das crianças

Experiências místicas ocorrem em pessoas de todas as idades. As crianças frequentemente têm algumas experiências profundas. Mary conta a dela como um modo de fazer você lembrar se teve uma experiência profundamente espiritual na infância.

A história de Mary

Quando eu tinha 12 anos, visitei uma gruta católica com minha mãe e minha tia em um dia nublado e frio de março. Entrei em uma área fechada para me proteger do vento e fiquei sozinha em uma sala silenciosa que representava a tumba de Cristo. Ao lado da tumba havia uma estátua de um anjo com um braço estendido na direção dela. Ergui os olhos para a estátua e coloquei minha mão na mão de concreto. Senti uma onda de calor, amor e compreensão, como se não estivesse só. Fiquei imóvel ali, em profunda comunhão. Então ouvi passos e retirei timidamente minha mão antes que alguém visse. Depois dessa experiência adorei estar no santuário durante o serviço religioso. Sentei-me em um banco do lado leste da igreja, perto de uma janela de vitral, onde os raios do sol, brilhando através da imagem de Cristo, pareciam me banhar de compaixão.

Como muitas outras pessoas, Mary sofrera traumas na infância e, antes dessa experiência, não se sentia segura em sua casa. No entanto, depois de sua visita à gruta, aprendeu a amar a solidão e paz de seu quarto. Sentiu-se confortada ali e, de algum modo, menos só.

EXERCÍCIO: LEMBRANDO-SE DAS EXPERIÊNCIAS DE UNIÃO

Você se lembra de alguma experiência de união? Ao considerar suas experiências, lembre-se de possíveis momentos em que esteve só, ouvindo música, caminhando na praia com um amigo ou deitado ao ar livre sob as estrelas. As experiências de união podem parecer surpreendentes ou comuns, fugazes ou duradouras. Escreva sua história em um diário ou a conte para alguém em quem confie. Permita-se sentir comovido ao lembrar, escrever e contar. Reafirme a verdade de que você faz parte, de que é importante.

Conexão profunda

A conexão profunda é uma forma de união. Você pode sentir essa comunhão ao embalar uma criança adormecida, acariciar seu animal de estimação, cuidar de seu jardim, sentar-se com um ente querido moribundo, observar o sol nascer e de infinitos outros modos. Quando essa sensação de conexão surge, você reconhece que as palavras não são necessárias, que se satisfaz ficando quieto. Você se sente em paz e sem nenhuma ansiedade.

Os momentos de estar "no fluxo" também são experiências de união. Esteja você correndo, dançando, desenhando ou esculpindo, há uma sensação de eternidade e conexão. Você se sente inteiro. Nada está faltando, e a vida parece boa do jeito que é. Sua mente pensante está totalmente absorta, atenta à experiência do momento presente. Não analisa, antecipa ou se lembra, por isso não há ansiedade.

EXERCÍCIO: EXPLORE SUAS EXPERIÊNCIAS DE CONEXÃO PROFUNDA

Lembre-se dos momentos de conexão profunda e das experiências de estar "no fluxo". Conte suas experiências para alguém em quem confie ou as escreva em um diário. Permita-se sentir felicidade ao lembrar, escrever e contar. Redescubra que você está inexoravelmente conectado com a vida.

Experiências de quase morte

Outros eventos poderosos de consciência mais elevada, como as experiências de quase morte, podem mudar seu conceito de quem você é e do que considera importante. Essas experiências, sejam ou não dramáticas, o lembram de sua mortalidade. Eis uma experiência de quase morte que teve um grande impacto em Rick. Nós a contamos aqui para avivar sua memória.

A experiência de Rick

Muitos anos atrás, minha namorada e eu estávamos viajando em um país pobre e fiquei muito doente. Procurei ajuda médica, mas os hospitais eram terrivelmente primitivos. Eu tinha um primo que morava em Istambul, por isso fui até lá em busca de atendimento médico. Quando cheguei na cidade, minha saúde estava extremamente precária. Minutos depois de chegar à casa do meu primo, caí no chão com uma dor lancinante. Sabia que estava morrendo. Conforme eu saía de meu corpo, a dor passava. Fui invadido por uma paz profunda quando me deixei levar. Então fiquei acima do meu primo, vendo-o tentar me trazer de volta à vida. Fora do meu corpo e olhando para minha forma inerte abaixo, senti-me vivo, sem dor, incrivelmente calmo e em paz. Tentei confortar meus entes queridos, que choravam horrorizados com minha morte, mas eles não podiam ouvir minhas palavras.

Eles deram um telefonema urgente e chamaram um médico. Ao tentar me ressuscitar, o médico fez algo que realmente me irritou. Senti raiva e quis bater nele. Estava tão determinado a fazer isso que concentrei toda a minha energia em lhe dar um soco no nariz. Ergui meu punho e, no que pareceu uma fração de segundo depois, abri os olhos e olhei ao redor — mas o médico não estava lá; somente meu primo e minha namorada estavam na sala. Não senti dor, me sentei e perguntei onde o médico estava. Depois de algum tempo meu primo se recompôs e disse: "O médico saiu uns vinte minutos atrás. Fez tudo que pôde e o declarou morto."

Essa experiência deixou uma impressão permanente em mim. Eu soube que, como ser humano, não era contido por meu corpo. Aquilo mudou toda a minha vida. Deixei um emprego bem-remunerado, comecei a meditar e saí de um relacionamento amoroso confortável, porém errado. Isso foi há alguns anos. Até hoje me lembro, e quando enfrento dificuldades, arranjo um tempo para ir ao encontro da natureza. Lá, no silêncio, lembro-me da preciosidade da vida, de que não sou meu corpo. Essa lembrança e certa clareza me ajudam a ver através das situações bem o suficiente para tomar decisões importantes.

Quase todas as pessoas tiveram um contato com a morte. As mortes de animais de estimação e membros da família nos lembram de que nossos corpos são temporários e a morte é um fato da vida. Chamados para despertar, acidentes quase fatais e doenças sérias lembram você de que sua vida é preciosa e a morte pode chegar a qualquer momento. As experiências de quase morte são chamados para despertar. Elas o lembram do que você já sabe, mesmo se esse conhecimento está profundamente enterrado em seu inconsciente.

O que você já sabe? Isso está relacionado com algumas das verdades possíveis a seguir?

- Não posso continuar vivendo assim; algo não parece real e verdadeiro.
- Tenho de fazer mudanças importantes para minha saúde e felicidade.
- Há mais na vida do que o modo como estou vivendo.
- Preciso realinhar minha vida com o que realmente é importante para mim.
- Preciso ouvir e seguir meu guia interior.

EXERCÍCIO: CHAMADOS PARA DESPERTAR

Que chamados para despertar você teve? Como a morte se aproximou de você? Como as experiências realinharam sua vida com o que é real e verdadeiro? Você agiu de acordo com a orientação que recebeu? Se não, pode agir agora? Conte suas experiências para alguém em quem confie ou as escreva em um diário. Lembre-se de que sua vida é preciosa. Como você poderia honrar e valorizar mais essa preciosidade?

Abertura espiritual

A abertura espiritual é um evento, ou uma série de eventos, que responde à pergunta: "Quem sou eu?" Uma experiência de consciência elevada, ela mostra quem você realmente é. Muda sua perspectiva de tal modo que você não interpreta a vida sob a perspectiva limitada de sua identidade condicionada. Em consequência disso, experimenta toda a vida como sagrada.

Você ainda vive em seu corpo e tem sua mente com todas as suas histórias. Uma velha história pode puxá-lo, ou até mesmo agitá-lo um pouco, mas então, milagrosamente, você vê isso, chama-o pelo nome e sorri. Percebe que suas velhas histórias são obras de uma mente infantil. Como uma mãe, você tenta ver o que sua mente infantil está fazendo e depois volta sua atenção para o presente.

Você busca orientação no silêncio abençoado, em vez de deixar as velhas histórias tomarem decisões importantes. Explora o lugar interior de quietude e alegria, não só porque parece maravilhoso como também porque sabe que é seu verdadeiro eu e lar.

As aberturas espirituais ocorrem de pequenos e grandes modos. Há uma percepção fundamental, seja um reconhecimento passageiro ou uma mudança de consciência duradoura. Qualquer momento de reconhecimento de sua consciência ou de seu espírito muda seu conceito de quem você é. Você apenas se esqueceu, mas felizmente pode se lembrar de novo.

O sonho de Stephanie

Deus estava na minha cabeça, me mostrando cenas da minha infância e falando comigo, em minha própria voz. Muitas das cenas eram traumáticas. Algumas eram de adultos sendo gentis comigo. Em todas as cenas, Deus dizia: "Eu estava lá com você." O sonho terminou com Deus dizendo novamente em minha voz: "Eu sempre estou com você; nunca a abandonarei."

Stephanie acrescentou que, embora tivesse tido o sonho muitos anos atrás, ele ainda tinha um grande impacto nela. Então acrescentou, com uma voz serena: "Sem dúvida sou um ser consciente e amado, e nunca estou só."

EXERCÍCIO: SEU EU PRECIOSO

Que momentos, sonhos e experiências o deixaram ciente de que você é uma manifestação da consciência ou um filho de Deus? Como mudaram seu senso de identidade? Talvez você tenha ouvido uma canção ou lido uma prece e aprendido que era um ser sagrado, talvez tenha sentido uma presença amorosa ou tido uma doença séria que o deixou com a certeza de que é mais do que seu corpo e sua mente temporários. Conte suas experiências a alguém em quem confie ou escreva sobre elas. Permita-se relembrá-las.

Conclusão

A mudança da ansiedade para o contentamento ocorre quando compaixão, insight e conexão profunda permeiam corpo, mente e energia. A verdadeira cura inclui todos os cinco invólucros. A prática de Yoga visa conscientizar você não só de sua camada exterior como também de seu eu interior. Este capítulo o encorajou a se reconectar com sua essência. Ao continuar sua jornada de cura, lembre-se de quem realmente é. Para aprofundar seu insight da ansiedade, agora examinaremos suas causas básicas.

Capítulo 4

Um olhar mais profundo para a ansiedade

Quando você entra em seu sofrimento, muito do sofrimento é aliviado.

— Padre Basil Pennington

Você não tem de entrar sozinho nos locais de ansiedade. Tem a respiração para acalmá-lo e o testemunho para segurar sua mão. Com esses companheiros, não se perde. Apoiado, você pode ver, sentir e compreender de formas que aliviam seu sofrimento. Para que você possa entrar em seus locais de ansiedade, examinaremos a seguir as *kleshas*, palavra sânscrita para "aflições". Consideradas as principais causas do sofrimento humano, há cinco aflições, e todas podem levar à ansiedade. Enquanto as discutimos, nós o convidamos a descobrir modos possíveis pelos quais elas contribuem para sua ansiedade.

Ignorância (*avidya*)

A ignorância — simplesmente "não saber" (em sânscrito, *avidya*) — é uma grande causa de sofrimento. Todas as pessoas já viveram as consequências dolorosas de tomar decisões baseadas em informações ausentes ou incompletas. Depois dessas decisões, você balança a cabeça e sussurra: "Eu gostaria de ter sabido." Decisões baseadas em equívocos causam sofrimento. A maior ignorância de todas é confundir o irreal com o real, isto é, você não conseguir distinguir sua história autolimitante da verdade mais profunda de quem é.

A vida humana é miraculosa. Sem dúvida você já se deslumbrou com a beleza inocente das crianças, sentindo que elas são dádivas preciosas da vida. Surpreendentemente, você pode se esquecer de que sua vida também é um milagre. Quase todos nós caímos no feitiço da ignorância espiritual e nos esquecemos de quem somos. Quando o conhecimento de que você é sagrado foge para seu inconsciente, tudo que resta é mundano. Seu conceito de quem você é se reduz a pensamentos, ideias, partes do corpo e coisas, o que sempre é mutante e transitório, e você inevitavelmente se sente de algum modo incompleto e descontente. Tem de buscar a felicidade porque não vive em si mesmo.

Sem perceber sua essência espiritual, você não tem nenhum porto seguro, nenhum local interior de conforto. Quando você não tem consciência de que no fundo *é* espírito, sente uma solidão existencial que causa enorme ansiedade. E quando percebe sua essência, se sente feliz sem nenhum motivo.

Não saber quem você é o faz se sentir privado de espiritualidade, como Ben.

A história de Ben

Vários meses depois de Ben, de 50 anos, deixar a pessoa com quem vivia há 15 anos, ele soube que tinha de fazer algumas mudanças. Durante a última década de seu relacionamento, bebera cada vez mais vinho para lidar com um relacionamento extremamente insatisfatório e extenuante. A bebida o havia tornado insensível às suas próprias necessidades emocionais, obscurecendo as preocupações e a ansiedade. Ben esperara conseguir parar de beber quando saísse do relacionamento, mas, quase um ano depois, ainda bebia praticamente todas as noites. Determinado a ser mais feliz, começou a frequentar os Alcoólicos Anônimos (AA) e pouco a pouco reduziu sua ingestão de álcool. Embora se sentisse melhor fisicamente e conseguisse pensar com mais clareza, sua ansiedade aumentava.

Ben parou de ir ao AA porque as reuniões trouxeram à tona seus conflitos com a espiritualidade. Ele não sabia em que tipo de deus acreditar e se sentia subnutrido espiritualmente. Em parte nervoso e em parte determinado, começou a frequentar aulas de Yoga semanalmente em sua igreja. Adorou a sensação de conexão e paz que tinha no final das aulas, quando todos se sentavam em silenciosa meditação. Acabou parando de beber, mas com o passar do tempo ficou claro para ele que sua recuperação tinha de incluir uma sensação de pertencer com os outros e com a vida. Ben passou praticar cada vez mais Yoga meditativa e pesca.

Hoje Ben se sente melhor, mas ainda tem dificuldade em aceitar sua própria preciosidade interior. Sabe sem sombra de dúvida que sua filha é uma filha divina do universo, que seu cão de estimação é "Deus encarnado" e que os adolescentes problemáticos com quem trabalha são preciosos. Pelo menos agora ele percebe a discrepância entre como vive com os outros e como vive consigo mesmo. Pouco a pouco, Ben está encontrando seu caminho para a própria bondade sagrada. Também encontra conforto sentado na margem do rio, onde se sente conectado com o que chama de "a grande força vital".

EXERCÍCIO: EXPLORANDO A IGNORÂNCIA

Eis aqui perguntas para guiá-lo quando você explorar a ignorância. Dê a si mesmo bastante tempo para responder a fim de ir além das respostas superficiais e fazer um exame mais revelador.

- Como meu corpo físico determina minha autoestima?
- Como minha aparência influi em minha ansiedade?
- Como meu status na vida exterior determina minha autoconsciência?
- Como meu status influi em minha ansiedade?
- Qual é o impacto em minha autoconsciência quando "fracasso" ou sou "bem-sucedido"?
- Quando vivo mais o que é sagrado?
- Quando posso me dar um tempo tranquilo para me revitalizar e refletir?
- Escreva sobre uma experiência que o nutriu espiritualmente.

O conceito do eu limitado (*asmita*)

O conceito do eu limitado (em sânscrito, *asmita*) é quando acreditamos erroneamente nas histórias autolimitantes que contamos a nós mesmos: "sou uma pessoa ansiosa", "sou uma pessoa colérica", "sou uma pessoa triste" e assim por diante. Essa forma de sofrimento é causada pela não contestação de velhas ideias e das histórias que você conta para si mesmo.

Você sabe que está nas garras do conceito do eu limitado quando se ouve dizendo: "Sempre fui assim; não posso mudar. É assim que eu sou." *Asmita* é o selo do "equívoco inocente", de acreditar na velha história de identidade.

EXERCÍCIO: EXPLORANDO O CONCEITO DO EU LIMITADO

Investigue seu conceito do eu limitado. Complete cada frase sete vezes. Depois identifique quais crenças influem mais no modo como se vê. Escreva suas respostas em um diário ou as discuta com alguém em quem confie.

- Eu me limito acreditando que eu _____.
- Não acredito que eu possa _____.
- Não parece possível que eu realmente poderia _____.

Agora releia suas respostas e circule as crenças que você acha que o limitam mais.

O conceito do eu limitado pode ser questionável. Você pode testar todas as suas ideias fixas sobre quem é e o que pode ou não fazer. Este é um teste simples que consiste nessa pergunta: minha crença é realmente verdadeira?

EXERCÍCIO: LIBERTANDO-SE

Para se libertar de sua autoconsciência histórica, confronte amorosamente suas crenças limitantes. Volte às crenças que circulou na prática anterior. Com a bondade de uma avó amorosa, faça as seguintes perguntas a si mesmo:

- Há quantos anos eu digo isso?
- Essa crença é realmente verdadeira?
- Tenho certeza de que isso é verdade?
- O que dizem os dados?

O simples ato de fazer as perguntas traz consciência. Você não tem de recriar a história, torná-la melhor ou corrigi-la de algum modo. Simplesmente se conscientizando dela, liberta-se de sua influência inconsciente.

Eis um exemplo de como uma mulher, em meados de seus 30 anos, contestou uma história que levou da infância até a idade adulta.

A história de Bettianne

Bettianne frequentemente dizia: "Sou apenas uma garota pobre de Chicago." É verdade que ela foi criada na pobreza. Contudo, manteve essa história do eu limitado por muitos anos depois que deixou sua cidade natal e estava trabalhando em outra cidade. Como Bettianne acreditava que ela era *apenas* (o que sugeria meramente ou somente), sofria de ansiedade crônica. Não se sentia igual aos colegas de profissão. Insegura e tímida, sentia-se uma mentirosa. Preocupava-se com a possibilidade de seus superiores a avaliarem do mesmo modo como ela se avaliava, como inferior aos outros. Bettianne recebia notas altas em suas avaliações anuais e era respeitada por seus colegas de trabalho. Embora quem ela era em sua essência valesse muito mais do que seus sucessos, até mesmo seu status atual sugeria que era "boa o suficiente" segundo os padrões sociais. Mas, ainda assim, sua crença não analisada a afirmava que ela não era.

Eis como Bettianne confrontou sua crença. Ela dizia: "Sou apenas uma garota pobre de Chicago" e depois refutava isso com os dados reais: "Eu moro em uma cidade, ganho o salário de uma profissional, minha casa fica em um bairro de classe média, obtive uma promoção e meus colegas pedem e respeitam minha opinião. Não sou uma garota; estou na casa dos trinta." Bettianne concluía cada enfrentamento das contradições entre sua autoconsciência passada e os fatos de sua vida presente rindo, dando um suspiro de alívio e dizendo enfaticamente: "Sim!"

Ela fez centenas de vezes a pergunta: "Este autoconceito é realmente verdade?" A pergunta se tornou parte de sua prática terapêutica, principalmente depois que começou a colher os benefícios. Ela adorou "detonar" o sentimento de inferioridade que antes parecia tão solidamente cimentado em sua psique. Isso a tornou aberta a um sentido mais profundo de existência, porque percebeu que era tão preciosa quando era pobre quanto preciosa agora — que sua bondade essencial não estava, nem nunca estivera, relacionada com seu status social.

Viver na pobreza em Chicago era parte de seu condicionamento, não quem realmente era. Você, como ela, não é seu condicionamento. Sim, seu passado o afetou, mas você não pode ser reduzido aos efeitos de seu condicionamento. Por outro lado, enquanto não se conscientizar de seus autoconceitos e sua relação com o passado, será muito impactado pelos efeitos ambientais e formativos de sua primeira infância.

Apego (*raga*)

Outra *klesha* é o apego, ou *raga*, que é se agarrar temerosamente a algo agradável ou desejado. A energia do apego é como a de uma mão que agarra e aperta, virando um punho cerrado. O apego não tem a ver com "quem" você pensa que é; tem a ver com aquilo de que você acha que precisa para ficar bem. É a sensação de que você precisa ter uma determinada coisa para tornar sua vida boa. Quando você se ouve dizendo "tenho de ter", "eu morreria sem" ou "tem de ser" está nas garras do apego.

O apego definitivamente tem uma desagradável qualidade emocional de urgência. A carga emocional é forte. Apego não é apenas acreditar em algo; é se agarrar desesperadamente a algo. Os apegos são bem definidos, específicos: "eu preciso deste relacionamento", "eu preciso deste tipo de emprego", "eu preciso saber".

EXERCÍCIO: CONHEÇA SEUS APEGOS

Para descobrir ao que você é apegado, faça uma investigação. Complete cada frase sete vezes. Você pode se ver passando de apegos mais superficiais para apegos mais profundos e menos conscientes. Pode descobrir uma história básica sobre si mesmo, ou uma crença poderosa de que você não tinha consciência, que contribui para a ansiedade.

- Eu tenho de ter _____.
- Eu sinto que morreria sem _____.
- Tem de ser _____.

O cérebro e o apego

Em seu livro *Light on The Yoga Sutras of Patañjali*, B.K.S. Iyengar (1993) escreveu que o apego está associado ao hipotálamo. Essa glândula em forma de amêndoa, localizada bem dentro do cérebro, controla muitas funções físicas, inclusive a pressão arterial, a frequência cardíaca e a temperatura corporal, e é uma coordenadora do sistema nervoso autônomo. Altamente sensível ao estresse emocional, o hipotálamo reage a ameaças, reais ou imaginárias, enviando mensagens hormonais. Esse processo, que provoca a reação de luta ou fuga, ignora a parte lógica e pensante do cérebro.

O apego, estando associado ao hipotálamo, ignora a razão. Agora você pode entender a forte carga emocional do apego. O apego é tão poderoso que, no livro *Yoga and Psychotherapy* (Swami Rama, Ballentine, e Ajaya 1976), Swami Rama o descreve como a principal causa de ansiedade.

Apego à certeza e ao controle

Quando se preocupa com o futuro, você deseja certeza, porque tenta descobrir o que acontecerá para estar preparado para isso e, assim, estar no controle. Quando reprime suas emoções, faz um grande esforço para se controlar. Não deseja parecer fraco, se sentir vulnerável ou ter sentimento desagradáveis, então tenta se manter em sua zona de segurança. Permanecer seguro é uma reação de sobrevivência, mas sentir que você sempre *precisa* parecer forte e invulnerável é outra coisa.

Vamos examinar as fobias e como estão ligadas ao apego e à certeza. *Fobia* é um medo irracional, excessivo e persistente de alguma coisa ou situação. O medo irracional de elevadores, de andar de avião, de falar em público, de dirigir sozinho quando as condições da estrada são seguras e de muitas outras coisas pode limitá-lo quando você o deixa ser uma força impulsora primária em sua tomada decisões. Uma coisa é ter medo e outra é deixá-lo controlar seu estilo de vida, o que ocorre quando sua necessidade de ter controle sobre suas emoções o leva a evitar atividades que normalmente apreciaria e consideraria benéficas.

Quase todos têm algum nível de apego ao controle e à certeza. A verdadeira cura para a ansiedade envolve enxergar e ter consciência de nosso apego oculto ao controle e à certeza. Vamos aplicar isso à recuperação do trauma, já que o trauma não só costuma ser uma causa de ansiedade como também é experimentado pela maioria das pessoas em algum momento da vida.

As consequências do trauma inevitavelmente incluem um movimento em direção ao controle e à certeza. Como poderiam não incluir? Se escorregamos na escada e nos machucamos, tomaremos mais cuidado com ela no futuro. Se nos ferimos gravemente em um acidente de carro, seremos mais cautelosos no futuro ao dirigirmos. Se alguém em nossa vida nos traiu, poderemos evitar ter algo a ver com essa pessoa no futuro. O trauma, por sua natureza, abala a sensação de segurança. Assim como um animal vai para sua toca para se recuperar, você se retira para os lugares dentro de si mesmo e no mundo exterior que lhe parecem mais seguros.

Consequentemente, após dano físico, é terapêutico fortalecer o corpo por meio de repouso, boa nutrição e exercícios. Depois de danos emocionais, é saudável criar limites para pessoas, ideias e situações prejudiciais. As duas estratégias são necessárias para sua recuperação e o ajudam a restabelecer sua sensação de segurança.

Mas a cura não termina aí; também inclui aprender a tolerar a incerteza, porque, como todos sabemos, a vida não oferece nenhuma garantia de segurança constante. A cura envolve ser capaz de lidar com a inevitável ansiedade que advém de seguir em frente e manter o coração aberto. À medida que você for lendo este livro, encontrará muitos modos específicos de lidar com o medo intenso e a ansiedade, como a posição de conforto para reduzir a perturbação emocional descrita no Capítulo 6.

Ausência de apego

Para entender melhor isso, vamos examinar a ausência de apego, ou o desapego, que envolve conviver bem com a incerteza. Como você sabe, a vida não é estática; ela muda e se movimenta. Ausência de apego é aceitar a vida como ela é.

Não é fácil fazer isso! Nossas mentes resistem a diminuir o controle e deixar a vida ser como é. Não queremos admitir que nossas ideias sobre como a vida deveria ser contribuem para nosso estresse. (A propósito, você não está "errado" em buscar o controle; esse reflexo é uma extensão do instinto de sobrevivência. Alguns diriam que é simplesmente seu ego fazendo o trabalho dele, tentando protegê-lo.) Contudo, é saudável admitir que você inevitavelmente acha e sente que a vida deveria ser de outro modo. Simplesmente reconhecer seu desejo de controle diminui o poder que esse desejo tem sobre você e o ajuda a lidar com a vida, especialmente com as coisas que não gostaria que estivessem acontecendo.

Aceitar "o que é" está no centro do desapego, e inclui reconhecer o que está acontecendo dentro de você e no mundo exterior. Aceitar "o que é" inclui todos os seus pensamentos e as suas reações emocionais ao que ocorre ao seu redor. Aceitar não necessariamente significa aprovar ou gostar; implica reconhecer o que realmente está ocorrendo e encontrar um modo de viver mais confortavelmente com a vida como ela é. Tampouco significa o não envolvimento passivo. Na verdade, você faz escolhas melhores quando sabe o que está acontecendo. Por exemplo, reconhecer que está pensando: "Não gosto do que está acontecendo; estou com medo", e depois respirar profundamente uma ou duas vezes para não se perder em suas emoções o ajuda a avaliar se há ou não algo que possa fazer a respeito da situação.

Negar "o que é" é o oposto do desapego. A negação é o mecanismo de defesa psicológico mais poderoso, por isso vamos lhe dar o devido respeito. Não é fácil aceitar as coisas que acontecem nem como você se sente ou o que pensa. Contudo, a verdadeira cura exige que faça isso, e você pode — com a ajuda de seus companheiros, a respiração e o testemunho, e de muitas outras práticas de Yoga.

Meditação, indagação, oração devocional e mantra (recitar uma frase ou palavra sábia ou sagrada), assim como a leitura de suas escrituras sagradas favoritas, o ajudam a aceitar a vida como ela é. Essas práticas o conectam com a consciência mais elevada para que possa dizer "deixe estar e deixe Deus agir" ou alguma outra fase que lhe agrade, e acompanhar a onda de seus sentimentos de ansiedade. Respirando e testemunhando, você pode deixar esses sentimentos se moverem através de você sem traumatizá-lo de novo.

A história da cura de Janette mostra o poder do desapego na recuperação de um trauma emocional e físico.

A história de Janette

Janette é uma mulher bonita e bondosa. Sofreu abusos físicos na infância e testemunhou seu pai abusar fisicamente de sua mãe. Com o passar dos anos, sua mãe pareceu perder a força vital e morreu de câncer no início de seus quarenta anos. Arrasada, Janette compensou a morte da mãe com comida. Aos 36 anos, chegou ao fundo do poço e começou a frequentar o grupo Comedores Compulsivos Anônimos. Seus frenesis alimentares diminuíram, mas ela começou a ter ataques de pânico e ansiedade. Além de seu programa de 12 passos, começou a receber aconselhamento e frequentar aulas de Yoga e retiros de meditação.

Agora, oito anos depois, Janette credita sua recuperação aos Comedores Compulsivos Anônimos, ao Yoga e à meditação. Ela afirma:

Quando estou ansiosa, digo para mim mesma: "Deixe estar e deixe ser."
Vou para a aula do Yoga com fé e estou aprendendo a relaxar meu corpo.

Testemunho meus pensamentos de medo e me ajoelho diariamente para rezar não só para ter forças para aceitar a vida como ela é, mas também a capacidade de apreciar a vida como ela é.

Como Janette descobriu em sua recuperação, todas as emoções que anestesiara com comida ainda estavam ali. Ela achou que não conseguiria lidar com a dor da perda da mãe ou o trauma oculto e a ansiedade decorrentes do abuso físico experimentado e testemunhado na infância. Mas com o apoio do Yoga, da meditação e da oração, descobriu que podia sentir suas emoções sem se perder nelas. Janette disse:

Antes da recuperação, eu me sentia cega. Agora posso ver. Sim, às vezes ainda tremo, mas não me sinto perdida na escuridão. Posso ver meus pensamentos assustadores e sentir a velha ansiedade. Consigo manter meus olhos abertos. Bem, pelo menos, quando percebo que fechei os olhos, posso respirar, abri-los e dar uma olhada. E hoje em dia me divirto muito mais com a vida.

EXERCÍCIO: EXPLORANDO O APEGO À CERTEZA E AO CONTROLE

Descubra seus apegos completando cada frase sete vezes. Você pode se ver passando de apegos mais superficiais para apegos mais profundos e menos conscientes. Escreva suas respostas em um diário ou as discuta com alguém em quem confie.

- Como tento me manter seguro?
- O que tento controlar?
- Do que gosto de ter certeza?
- Como uso comida, compras, informações, sexo, drogas, álcool, exercícios, trabalho excessivo e relacionamentos pessoais para me sentir seguro?

Como o apego é considerado uma causa primária de ansiedade, nós nos aprofundaremos nisso examinando o apego à perfeição.

Apego à perfeição

O perfeccionismo é uma força que suprime a compaixão e põe fim à felicidade. Uma pressão contínua, o pensamento perfeccionista não tem ideia de seu valor inerente, por isso lhe dá diretrizes rígidas sobre como se tornar uma pessoa *boa o suficiente.* Não admira que o perfeccionismo esteja tão ligado à ansiedade. Se você sofre querendo ser perfeito, tem pensamentos recorrentes sobre seguir regras, corresponder a altas expectativas e reforçar padrões rígidos e moralistas. Com o perfeccionismo como uma força impulsora em sua vida, talvez acredite que pode ganhar e reforçar sua autoestima seguindo diretrizes rígidas e atingindo resultados muito específicos. Enquanto continua a ler, considere se você tende ao perfeccionismo. Você pode ter algumas de suas características ou sofrer de um perfeccionismo mais generalizado. Seja como for, isso pode contribuir para sua ansiedade.

Em *Too Perfect*, Allan E. Mallinger e Jeannette DeWyze (1992) explicam que os perfeccionistas precisam se sentir no controle o tempo todo para se sentir seguros. Temem colorir fora das linhas e se esforçam muito para corresponder a padrões autoimpostos que muitas vezes não entendem totalmente. Através de vigilância e grande esforço, os perfeccionistas tentam fazer certo. Você percebe a tensão que isso cria? Essa tensão, partilhada por tantos de nós, pode ser paralisante, fazendo-nos temer tentar algo que poderia ser julgado por nós mesmos ou pelos outros.

Perfeccionismo e vício

Se você sofre de perfeccionismo, pode ser viciado em trabalhar, ter um corpo perfeito ou ser uma pessoa perfeita. Esses vícios revelam a pressão interior para "fazer certo". O workaholic se concentra em produtividade ou excelência no trabalho. O viciado no corpo perfeito tenta alcançar um determinado peso ou tamanho de roupa. E o viciado na pessoa perfeita impõe regras morais e sociais rígidas. Seguir os padrões se torna mais importante do que todo o resto, inclusive aproveitar a vida e os relacionamentos com outras pessoas. A pressão urgente para ser perfeito e o isolamento resultante podem causar ansiedade alta e crônica — e fazer você se tornar cada vez menos consciente de sua essência sagrada.

Perfeccionismo e crítica

Se você é perfeccionista, provavelmente é muito sensível a críticas e, ao mesmo tempo, crítico em relação aos outros. Na verdade, a marca registrada do perfeccionista é ser crítico. Criticar-se parece familiar e até mesmo útil, motivando-o a fazer melhor. Contudo, ouvir críticas dos outros pode confirmar sua crença básica de que é falho. A crítica parece vergonhosa e paralisante, o que o impede de experimentar coisas novas, fazer algo criativo ou correr riscos interpessoais.

Alguns perfeccionistas são passivos e fazem tudo que podem para ser invisíveis, evitando ser vistos ou atrair atenção. Outros, devido à sua aparência e ao seu desempenho impecáveis, podem parecer bons aos olhos dos outros. Embora o perfeccionismo seja doloroso e cause muita ansiedade, as pessoas podem não perceber o sofrimento do perfeccionista. De fora, você parece extremamente motivado e responsável.

A história de Shelly

Alguns anos após a morte do marido, Shelly, uma bela mulher no final da casa dos trinta, foi ao consultório de Mary em busca de ajuda para se curar de ansiedade crônica. Sob seu corpo esguio e em boa forma, sua postura parecia rígida e seu rosto tenso. Nervosa e tímida, Shelly se concentrava em seu trabalho e seguia um programa de exercícios rigoroso e um protocolo alimentar rígido. Depois da morte do marido, ela havia namorado, mas os relacionamentos não duraram. As amizades e os relacionamentos amorosos não a nutriam, por isso ela os evitava.

Quando Shelley era criança, sua mãe morrera e seu pai viajava muito a negócios. Quando ele morreu, ela ficou com tias e tios. Adaptou-se a viver em numerosos lares se tornando a criança perfeita — dócil, agradável e não exigente — enquanto sua necessidade de sustento dava lugar à sua necessidade de estabilidade e segurança. Brilhante e zelosa, ela havia encontrado autoestima na excelência acadêmica, e depois inevitavelmente levado esse padrão para a idade adulta. Equiparava o alto desempenho a ser boa o suficiente, o que resultou em perfeccionismo. Na idade adulta, seus monólogos interiores eram extremamente críticos e ela adiou sua pós-graduação por medo de falhar. Quando amigos e namorados a criticavam, Shelly achava que de algum modo a culpa era dela e se esforçava ainda mais para se superar.

Com o passar do tempo, Shelly começou a entender que acreditava na história: "Não há ninguém para mim." Sentia ansiedade porque não sabia que, como ser humano, já era preciosa. Gravitava em torno da perfeição em uma tentativa de se sentir uma pessoa boa o suficiente. Propensa a dores de cabeça e perturbações estomacais decorrentes de nervosismo, externamente ela parecia bem, mas internamente se sentia ansiosa. Shelley permanecia ocupada; se esforçava para ficar bonita, embora não se achasse atraente; e mantinha suas emoções escondidas. Sua dor era invisível e ela sofria em silêncio.

A cura de Shelly foi gradual, mas houve um momento decisivo. Um dia ela gritou, angustiada: "Estou tão só! Não há nada que eu possa fazer para me ajudar?" Infeliz, cobriu o rosto com as mãos e chorou. Mary a encorajou a pôr a mão sobre o coração e respirar compassivamente para dentro de sua angústia. Enquanto Shelly acariciava gentilmente seu coração, Mary a instruiu a sussurrar: "Eu estou aqui para mim." Elas ficaram sentadas durante algum tempo enquanto Shelly acariciava seu coração e recitava seu monólogo amoroso como um mantra.

Shelly concordou em tocar seu coração e sussurrar "eu estou aqui para mim" todas as noites, antes de dormir. Foi fiel à sua prática e, depois de algumas semanas, sua angústia começou a diminuir. Nos dois anos seguintes, aprofundou amizades, se exercitou menos compulsivamente, adotou uma aparência mais casual e ousou fazer seu curso de pós-graduação, onde conheceu um homem genuinamente interessado nela. Em uma conversa recente com Mary, Shelly disse: "Ainda realizo minha prática de amor a mim mesma. Em geral, sou muito mais bondosa comigo, e embora às vezes fique ansiosa, me sinto bem sendo eu."

Aversão (*dvesa*)

A aversão (em sânscrito, *dvesa*) é o lado oposto do apego. Para cada apego, há uma aversão; para tudo que você agarra, há algo que pode rechaçar. Aversão é o impulso de evitar ou se afastar de algo, seja uma pessoa, atividade, objeto ou ideia. Você está nas garras da aversão quando diz: "Não consigo suportar isso", "Não conseguiria lidar com isso", "Não tolero isto e aquilo" ou "Sinto repulsa à visão ou ideia disso." Associada ao hipotálamo (assim como o apego), a aversão é uma energia poderosa que produz uma sensação de perigo ou intensa insegurança quando na verdade não há uma ameaça iminente. É claro que você naturalmente evita algo que realmente pode ser perigoso, como dirigir na contramão em uma via de mão única durante a hora do rush. Quando você percebe o tráfego chegando, ou você tira seu carro da estrada, ou muda a direção com segurança.

Como o apego, a aversão é um conjunto de reações de reforço entre o pensamento e a resposta do corpo ao estresse. Como tal, pode se tornar um ciclo vicioso. O hipotálamo provoca a reação de luta ou fuga baseado na mente que diz: *não suporto*. Então a mente julga o desconforto físico como intolerável, o que, por sua vez, aumenta a resposta ao estresse.

Sinta isso você mesmo, se quiser. Apenas por um momento, imagine que está acontecendo algo a que tem aversão, como fazer uma apresentação pública ou alguém lhe dizer que seu zíper está aberto. Se esse pensamento produzir até mesmo uma leve aversão, note como seu corpo se acelera apenas um pouco. Seu coração bate um pouco mais forte e você pode se contorcer.

Isso é apenas um exercício. O que você teme não está realmente acontecendo, embora o esteja imaginando. Contudo, até mesmo pensar nisso ou lembrar-se de imagens desagradáveis causa a resposta ao estresse. Esse exercício desconfortável mostra como a aversão é criada. Aversão é algo que você acha que não suporta ou sabe que poderia ameaçar seu bem-estar se de fato acontecesse.

Uma das aversões que mais produz ansiedade é a ideia de continuar vivendo depois da morte de um ente querido. A maioria das pessoas rechaça essa ideia. Ela parece insuportável. Até mesmo considerar essa possibilidade causa agonia, produzindo uma aversão a discutir, ver um filme ou ler sobre isso, e até mesmo ir ao enterro de um amigo.

A história de Susan

Susan buscou aconselhamento cinco meses após o suicídio do homem com quem era casada havia 35 anos. Ela amava o marido e ficou arrasada. Muitas vezes ela disse a Mary: "Não consigo suportar isso; eu me sinto morta por dentro. Quero estar com ele." A perspectiva de acordar em mais uma manhã para descobrir que o marido não estava ao seu lado era apavorante.

O consultório se tornou um lugar seguro para Susan se lastimar e enfrentar o insuportável. Durante meses compareceu às sessões semanalmente e chorou. Em algum ponto durante cada sessão, gemia: "Não consigo suportar isso; não consigo viver sem ele." Gentilmente, Mary respondia, "Susan, não sei como você está fazendo isso, mas está suportando o que acha que não consegue suportar. Outra semana se passou e aqui está você." Sofridamente, ainda nas primeiras fases do luto devastador, Susan enfrentava o que achava que não poderia enfrentar, a perspectiva de viver sem o marido. Ela vivia a inescapável aversão que é um aspecto do luto.

Ninguém deseja enfrentar a morte traumática, mas muitas pessoas vivem mais do que alguém que amam muito. Você sabe por experiência própria que quando a vida lhe apresenta um grande desafio, só pode enfrentá-lo um momento de cada vez. Cada movimento para longe do momento presente pode ser doloroso. E embora pensamentos de que isso é mais do que você consegue suportar sejam inevitáveis, ver os pensamentos como são o ajuda a respirar através da enorme ansiedade que os acompanha. "Eu não consigo suportar" é um pensamento sobre o que é demais para você no próximo segundo e no próximo dia. Como Susan, você só pode enfrentar o que acontece em sua vida quando isso acontece, um momento de cada vez.

O luto não impede a vida nova. Como sabe qualquer um que já passou por isso, no começo o luto é intenso, total e absoluto. Em suas fases iniciais, a vida nova não vem. Mas com o passar do tempo não é só o luto que interfere no reengajamento na vida, mas também a aversão — deixar a vida que parecia tão querida, se sentir vulnerável, se permitir sentir o luto, arriscar de novo e seguir em frente.

A vida de Susan seguiu em frente. Em sua última sessão, ela disse: "Sabe, Mary, no início, quando você dizia: 'Você está suportando o que acha que não consegue suportar', eu estremecia e até mesmo achava que você era insensível. Mas essas palavras eram verdadeiras. Elas ecoaram em minha mente e me mantiveram seguindo em frente."

A aversão basicamente é uma falta de fé em sua capacidade de enfrentar as situações mutáveis da vida. Contudo, muitas pessoas enfrentaram o que achavam que não poderiam enfrentar e sobreviveram ao que achavam que não conseguiriam sobreviver. Você enfrenta as coisas e segue em frente, porque tem de fazer isso, assim como Susan.

EXERCÍCIO: EXPLORANDO AS AVERSÕES

Investigue suas aversões completando cada frase a seguir sete vezes. Dê a si mesmo tempo para responder. Anote as respostas que lhe ocorrerem para se permitir passar de aversões mais superficiais para aversões mais profundas e menos conscientes. Seja gentil, pois você pode desmascarar uma crença poderosa que contribui para sua ansiedade.

- Eu não consigo tolerar _____.
- Eu não consigo suportar a ideia de _____.
- Eu não posso lidar com _____.

Medo da morte (*abhinivesha*)

A quinta causa de sofrimento, o medo da morte (ou *abhinivesha*), é outra expressão do apego ao que existe. Provavelmente você já tentou revitalizar algo sem vida — como uma velha amizade ou o amor que um dia teve a uma atividade, um estilo de vida ou emprego — quando sabia que era hora de desistir. Se você já se viu nessa situação, sabe quanta ansiedade ela pode produzir. Um exemplo óbvio disso é se agarrar à sua juventude. Insistir em uma aparência jovem causa ansiedade porque representa uma negação das fases da vida humana. É um equívoco sobre como a vida humana é.

O medo da morte está associado à amígdala, a parte do cérebro cuja função é garantir a sobrevivência do organismo, que registra ameaças e age para defender e preservar a vida. Embora seu corpo deseje instintivamente viver, é finito. O corpo humano, como todas as formas de vida que nascem, morre. Tudo que está associado à vida humana, às nossas experiências, aos nossos relacionamentos, é transitório. Vive e depois morre.

Medo de amar

O medo da morte frequentemente se transforma em medo de amar. Psicologicamente, o medo de amar de novo depois da morte de alguém próximo é uma aversão. Você pode achar que não conseguirá suportar a perda e amar de novo sabendo que correrá o risco de isso acontecer outra vez.

Amar é da natureza humana. O amor é universal e não conhece limites; é a mente humana que cria limites em torno do amor. Achar que só podemos amar uma pessoa, um animal de estimação, um objeto, um estilo de vida ou uma fase da vida é um equívoco em relação a como a vida é. Não sabemos por quanto tempo viveremos ou até quando aqueles que amamos estarão conosco ou retribuirão nosso amor. Na verdade, perceber que nossa permanência na Terra é temporária nos ajuda a valorizar nossos entes queridos e não tê-los como certos. A maioria das pessoas não ama os outros ou a si mesmas tão abertamente, portanto o passo real para a cura é admitir compassivamente tudo isso, até mesmo a hesitação em amar.

Não é fácil lidar com perdas como morte, divórcio, incapacidade e desastre, e tampouco deixar de se importar com a juventude e o sucesso material em uma cultura que reverencia ambos. A perda dói. Você precisa de tempo para se curar e aceitar seu sofrimento. O pesar profundo é uma energia poderosa que no início parece incessante e mais tarde vem em ondas. Metaforicamente, e às vezes literalmente, pode te deixar de joelhos.

Dizer que você nunca amará de novo devido à dor da perda é desastroso, devido às autolimitações que impõe. Se você perdeu um animal de estimação, sabe disso por experiência própria. A dor que acompanha a perda de um animal amado pode ser intensa. O único modo de superar o luto é se permitir senti-lo, sabendo que ele é um aspecto do amor. Por meio de sua expressão, seu coração permanece aberto, permitindo-lhe criar um vínculo com outro animal. De um modo parecido, as pessoas entram e saem de sua vida. Dizer "não sei se posso amar de novo" durante as fases iniciais do luto lhe dá tempo para vivenciá-lo. Mas, a longo prazo, dizer "nunca amarei de novo porque o fim dói muito" o afasta da vida e de sua natureza amorosa.

EXERCÍCIO: EXPLORANDO O MEDO DA MORTE

Examine seu medo da morte completando as frases a seguir. Faça uma investigação. Seja curioso. Complete cada frase sete vezes para ir além de seus medos mais óbvios ou superficiais. Escrever o que ouve sem editá-lo pode ajudar você a descobrir crenças mais profundas que causam ansiedade.

Explore ao que você se prende, mas que seja considerado passageiro, esteja morrendo ou morto:

- Não posso desistir/abstrair de _____.
- Tenho dificuldade em aceitar que _____.
- Não posso imaginar continuar vivendo se _____.
- Estou me agarrando a _____.

A história de Marsha

Marcha foi ao consultório de Mary em busca de aconselhamento depois que seu único filho, um adolescente, morreu de overdose de drogas. Seu pesar era intenso, assim como seu medo. Em alguns dias ela ficava tão paralisada pela ansiedade que nem mesmo podia se imaginar enfrentando o mundo de novo. Contudo, enfrentou. Após alguns meses, voltou ao seu emprego em regime de meio expediente e depois do ajuste inicial achou um alívio a distração proporcionada pelo trabalho. Pouco a pouco, voltou a assumir suas responsabilidades em tempo integral.

Dez meses após a morte do filho, Marsha teve a oportunidade de se mudar para o sul da Califórnia e progredir em sua carreira. O novo emprego lhe pareceu interessante e incluía um salário bem maior. Ela ficou apavorada com a ideia de deixar seus amigos, mas sentiu que a mudança era o passo certo. Fora aconselhada a evitar fazer grandes mudanças durante o primeiro ano de luto e, cautelosa por natureza, não queria cometer um enorme erro. Então, um dia, soube que iria e disse a Mary: "Eu não estava pronta para a morte de meu filho, mas isso aconteceu assim mesmo. Não sei se estou pronta para me mudar, mas a vida não espera até estarmos prontos."

Mary viu Marsha sete meses depois, quando ela voltou em uma viagem. Dizendo que a mudança ainda parecia certa, Marsha acrescentou: "Às vezes, o sofrimento ainda parece esmagador, mas eu me levanto e sigo com meu dia. Pelo menos, não estou tão ansiosa. Estou grata pelo desafio intelectual do meu trabalho e gosto dos meus colegas." Ela concluiu a visita comentando: "Sabe, eu não falo mais sobre isso, mas uma parte de mim se pergunta por que ainda estou aqui. Mas, queira ou não, a vida continua, e estou aprendendo a aceitar esse fato." Ela fez uma pausa e acrescentou: "E nunca pensei que diria isso de novo, mas realmente tenho momentos de felicidade."

A história de Marsha é emocionante. Parece dolorosamente íntima, próxima demais para ser confortável. Você sabe que isso poderia facilmente lhe acontecer. Na verdade, provavelmente conhece alguém que teve uma experiência parecida, ou talvez algo igualmente incontrolável tenha acontecido com você. Nós contamos a história de Marsha para lhe oferecer uma companhia na jornada a fim de que você possa virar seu rosto para o vento e enfrentar a vida como ela é. Marsha desenvolveu uma prática sagrada para apoiá-la, e você também pode fazer isso.

Eis o que Marsha fez. Ela tornou seu quarto um santuário, cheio de objetos sagrados: travesseiros macios, os sapatos do seu filho e um rosário. Durante vários meses se retirou para seu porto seguro depois do trabalho. Vivendo com amigos durante os oito primeiros meses, ela saía de seu quarto quando o jantar estava pronto e depois ia passear com o cachorro, antes de voltar para o mesmo quarto. Ela comeu sua comida de "amor" todos os dias: um biscoito de chocolate assado por sua melhor amiga. Leu diariamente um livro religioso e escreveu em seu diário todas as noites.

Medo do abandono

Como um aspecto do medo da morte, queremos tratar de um medo menos óbvio, mas muito forte. O medo do abandono é um medo psicológico que parece ligado ao instinto de sobrevivência. Você percebe esse medo em frases como: "Acho que morreria se ele me deixasse", "Não posso fazer isso sozinho", "Preciso dela" e "Não posso ficar só".

Sob esse medo há a crença de que você só fica bem, ou seguro, quando se agarra ao que tem. Embora seja fácil entender a necessidade instintiva de segurança física, estamos falando aqui de segurança psicológica. Esse medo doloroso confunde apoio emocional de uma determinada pessoa com sobrevivência física.

Vamos explicar um pouco melhor. É normal ter necessidades de dependência, é saudável contar com entes queridos para apoio emocional e é natural formar laços estreitos com as pessoas. Não é incomum termos certo medo de sermos deixados para trás. O medo do abandono vai além da interdependência humana adulta normal. Em suas raízes, há uma crença profunda em que você não pode sobreviver sozinho, sem o apoio dessa outra pessoa. Por isso, teme o abandono ou a traição e talvez até mesmo veja sinais de rejeição onde eles não existem. Isso também se manifesta como medo de intimidade, decorrente da crença em que o melhor modo de evitar a experiência de abandono é evitar se aproximar demais de alguém.

Vamos examinar esse medo compassivamente. Inúmeras pessoas sofrem de vários graus de medo do abandono. Frequentemente ele provém de lembranças de experiências na infância de ser abandonado ou negligenciado, física ou emocionalmente. O abandono na infância pode ter efeitos duradouros, porque as crianças precisam da proteção, do amor e da tranquilização de um cuidador. Sem proteção física, as crianças se tornam fracas; sem apoio emocional, seu desenvolvimento é prejudicado; e sem contato físico, as crianças pequenas geralmente morrem.

Se sua ansiedade assume a forma do medo do abandono, sua esperança de recuperação é reconhecer o que está acontecendo. Se você tem esse medo, talvez reconheça algumas das situações a seguir: ficar ansioso até mesmo com a ideia de ficar só, ficar ansioso se não receber tranquilização constante, busca inadequada de intimidade, suspeita de traição sem evidências de que ela está ocorrendo, pânico de pequenas indiscrições, chantagem emocional que pode ser expressa como "vou me ferir se você for embora" ou uma combinação de tudo isso. Se você se conscientizar da forma que sua ansiedade assume, não ficará mais preso inconscientemente à maldição desse medo doloroso. Se sua ansiedade assume qualquer uma dessas formas, saiba que não está sozinho. Se o medo do abandono for grande, poderá se beneficiar com aconselhamento profissional. Além disso, poderá se ajudar com a prática de Yoga.

Reconhecendo o medo do abandono

Seja muito gentil ao reconhecer esse medo. Perceba-o, enfrente-o e olhe para ele. Lembre-se de que se tornar consciente é o primeiro passo para se livrar da ansiedade. Dê-se algum crédito. Embora o apoio dos outros seja necessário, nem sempre eles estão disponíveis para você. Contudo, você sempre está disponível para si mesmo e pode aprender a se dar apoio. Você não tem de se abandonar. Para começar, respire profundamente e sussurre: "Eu estou aqui para mim mesmo; estou aqui."

À medida que você for lendo este livro, experimente os exercícios e sinta quais funcionam para você. Examine como poderia personalizá-los para se tornarem certos para você. Depois requeira seu direito à prática de Yoga individualizada, sabendo que pode ajustá-la quando quiser. Realize seus exercícios confiando neles, e não só se tornarão tão queridos quanto amigos confiáveis, como também lhe fornecerão habilidades para enfrentar suas tempestades.

Conclusão

Eis as cinco causas do sofrimento:

- Ignorância da verdade
- Conceito do eu limitado

- Apego
- Aversão
- Medo da morte

É útil examiná-las separadamente para ver como as causas básicas de ansiedade residem em você. Contudo, todas elas estão inter-relacionadas e se influenciam mutuamente. O apego, uma forte causa de ansiedade, resulta de nossos esforços para nos agarrarmos àquilo que achamos necessário para nos sentir bem. Está relacionado com a ignorância, porque quando não sabemos quem somos, precisamos ter algo a que nos agarrarmos para nos sentir fortalecidos.

Agora que você tem algum conhecimento das causas básicas da ansiedade e de como ela reside em você, é hora de nos aprofundarmos mais nas posturas de Yoga que acalmam a sua mente ansiosa.

Capítulo 5

Exercícios para acalmar a mente

Os seres humanos, quando não estressados, são totalmente belos. Somente quando estamos confusos nossos corações murcham e nossas mentes imaginam modos ardilosos de sair de situações (...) Quando nos relacionamos com a vida a partir de nossas mentes, tiramos os pés do chão. É como se não quiséssemos tocar no chão, temendo nos queimarmos.

— Stephen Levine

Nossas mentes fazem o máximo possível para nos proteger e ajudar a viver nossos dias. A mente não sabe que nos mantém com medo e infelizes, mas mantém. Neste capítulo nós o levaremos passo a passo através de exercícios que o ajudam a deixar de lado seus pensamentos que produzem ansiedade e despertar sua capacidade de satisfazer seus desejos mais verdadeiros. Você não precisa continuar a ser uma vítima inocente de pensamentos que produzem ansiedade. Pode dirigir sua vida usando seu guia interior e coração amoroso aprendendo a se conectar com eles e a segui-los onde o levarem.

Como os pensamentos que produzem medo frequentemente voam abaixo da tela do radar da consciência, nem mesmo sabemos que estão nos influenciando. Bem, eles estão, e eis uma promessa surpreendente. Você poderá não só se conscientizar de seus pensamentos como também literalmente encher a mente de pensamentos que o ajudarão a realizar seu potencial humano. Na verdade, a promessa deste capítulo não é apenas de alívio da ansiedade, mas também do conforto e da alegria que provêm de estar totalmente vivo e ao mesmo tempo com os pés no chão.

Conscientizando-se no momento presente

Vamos começar com o óbvio que não é tão óbvio. Toda a vida, inclusive as experiências de ansiedade e alegria, ocorre no momento presente. Você antecipa o futuro no momento presente, quando se preocupa com algo que ainda não aconteceu. Fica nervoso com o que poderia acontecer. Geralmente, toda a experiência parece real, mesmo quando não tem nenhuma relação com o que de fato está ocorrendo na realidade física fora de você.

Digamos que você esteja adormecendo aninhado em sua cama quando o telefone toca. Você se pergunta se há algo errado e seu coração se acelera enquanto estende a mão para a mesinha a fim de atender a ligação. Nervoso, você atende, e depois vê que estava enganado. Aliviado por não serem más notícias, desliga e volta a se aninhar em sua cama. Seu medo não foi causado pelo telefone tocando, mas por sua reação interna a ele.

Se você é como a maioria das pessoas, talvez ache que não tem nenhum controle sobre esses medos e é dominado por eles. Você pode aprender a se conscientizar cada vez mais de seus pensamentos de medo e preocupação a cada momento, e a se relacionar com sua ansiedade e até mesmo diminuí-la se conseguir lidar com as coisas que realmente acontecem. Quando se preocupa, está perdido no pensamento e privado da possibilidade de se concentrar no que realmente quer ou na solução do problema.

Impressões na mente (*samskaras*)

Pensamentos, ideias e comportamentos recorrentes causam marcas ou impressões profundas na mente. Chamadas *samskaras* na tradição iogue, essas marcas têm uma grande força gravitacional à qual, com o passar do tempo, pode ser difícil resistir. As *samskaras* podem ter influência positiva em sua vida, como quando você mantém hábitos saudáveis, ou podem ser desastrosas, como quando você repete comportamentos autodestrutivos que o mantêm preso a uma rotina dolorosa.

As *samskaras* se formam através da repetição. Sempre que você repete um pensamento ou duplica um comportamento, aprofunda essa marca em sua mente, reforçando-a como um hábito (Forbes 2004, 2008). Cada pensamento preocupado com o fato de alguém gostar ou não de você aprofunda a marca de apreensão: "E se as pessoas não gostarem de mim?" À medida que a aprofunda, ela se torna uma força mais poderosa que leva a ações futuras ou, nesse caso, a mais preocupações. Em outras palavras, seus pensamentos e comportamentos não só marcam sua mente como também formam impressões que levam a ações futuras.

Como afirma Georg Feuerstein em *A tradição do Yoga*, as *samskaras* residem em seu subconsciente como "ativadores subliminares" que moldam seus pensamentos, sentimentos e ações no mundo. Como pode perceber, elas têm um enorme poder sobre você e até mesmo determinarão as circunstâncias de sua vida futura, se as deixar continuar a agir em seu subconsciente. Suas velhas histórias básicas são *samskaras* firmemente gravadas, como o são as lembranças de traumas antigos e os pensamentos recorrentes de preocupação. Felizmente, o efeito de se conscientizar delas é igualmente forte. Identifique e testemunhe suas velhas histórias e, com o passar do tempo, essas marcas se suavizarão, o que o livrará de repetir hábitos autodestrutivos.

A neurociência está examinando a visão iogue das *samskaras* da mente. Em *The Mind and the Brain* (2002), Jeffrey Schwartz e Sharon Begley relataram que cientistas descobriram que disparos repetidos de neurônios mudam a rede elétrica do cérebro. Isso significa que você pode mudar sua rede elétrica mental com o que pensa e a frequência com que o pensa. Pensamentos repetidos de ansiedade causam marcas profundas. Deixe que o acompanhem e eles se tornarão rotinas das quais será difícil escapar. Felizmente, pensamentos calmantes e encorajadores também deixam rastros em seu cérebro, desenvolvendo sua capacidade de se acalmar mesmo quando se depara com as dificuldades da vida.

Antes de prosseguir, queremos salientar que simplificamos o processo de como os padrões se formam no cérebro para que você possa trabalhar em sua própria "criação de padrões". Se o que estamos dizendo parecer mecanicista, queremos acrescentar que o processo envolve uma milagrosa sinergia de literalmente bilhões de células cerebrais disparando e formando associações umas com as outras. A ciência não pode explicar totalmente o que acontece, porque embora a atividade elétrica cerebral possa ser medida, a atividade específica não. Como o processo ocorre continua a ser um mistério. Porém, podemos nos conscientizar do que pensamos e de como esses pensamentos nos afetam.

Se você continuar inconsciente de seus pensamentos ficará à mercê das forças que Rick chama de "rastros magnéticos na mente". Quando você se torna consciente dos pensamentos que o mantém paralisado ou causam ansiedade, pode interrompê-los e diminuir seu sofrimento. Pense em como fica aliviado ao perceber sua *samskara* no meio de uma frase e responder: "Aqui estou eu, preocupado de novo em falhar." Ao fazer isso, você automaticamente para e respira, o que interrompe os pensamentos e lhe dá um momento para se reorganizar e uma chance de mudar de rumo. Mais adiante neste capítulo, você aprenderá a substituí-los por pensamentos fortalecedores que marcam sua mente de uma maneira saudável, como: "Aqui estou eu. Posso respirar, me concentrar, e fazer o melhor possível." Isso não só o faz criar rastros saudáveis em sua mente como também oculta os antigos que causam tanto sofrimento.

A história de Lee

Lee foi ao consultório de aconselhamento de Mary um ano após se separar da mulher com quem era casado há vinte anos. Triste e confuso, ele sabia que precisava concluir o divórcio, mas achava que talvez não devesse desistir e o casamento pudesse dar certo.

Nos meses seguintes, Lee se conscientizou do que alimentava sua ansiedade. Um sonhador, mesmo quando criança desejava um futuro melhor. Quando era um jovem rapaz, rezava para o próximo Natal ser melhor e seu próximo aniversário ser mais feliz. Desde que podia se lembrar, a esperança de que talvez um dia a vida familiar melhorasse o impedira de tentar mudá-la. Ele imaginava um futuro alegre como um modo de lidar com situações infelizes.

Enquanto falava, Lee se tornou consciente de uma *samskara* poderosa que o influenciara durante mais de quarenta anos. A *samskara* era a crença em que *a vida familiar é infeliz, e talvez melhore.* Inconscientemente, isso o fazia permanecer em um relacionamento muito insatisfatório. Ele estava acostumado a ser infeliz em casa e desejar que as coisas melhorassem. Ao examinar essa história, sentiu muito carinho por si mesmo como um jovem rapaz e um homem maduro.

Reconhecer a velha história o ajudou a diminuir o controle que ela exercia sobre ele e o fortaleceu, permitindo-lhe lidar mais diretamente com a realidade do casamento vazio em que estava. Lee se livrou do desejo inconsciente de um futuro melhor e se tornou conscientemente interessado em ser feliz em sua vida presente. Concluiu o divórcio e começou a cuidar melhor de si. E quando se pegava desejando um futuro melhor, parava, respirava profundamente e dizia: "Estou descobrindo como aproveitar minha vida presente."

Seja gentil ao lidar com suas *samskaras*. Se tender à autocrítica, elas poderão se tornar *algo mais que está errado comigo* e você poderá usá-las como armas contra si mesmo. Recriminar-se não alivia a ansiedade. Todos têm tendências a *samskaras*. Embora seu sofrimento seja pessoal, suas *samskaras* não são as únicas e você não está só em suas tendências. Por enquanto, quando ouvir a mesma coisa, respire e sussurre para si mesmo: "*Samskara*, um velho equívoco inocente."

Conscientizando-se

Para nos conscientizarmos das *samskaras*, primeiro precisamos entender o que queremos dizer com isso. Conscientizar-se significa obter informações, discernir e ficar alerta. A consciência não produz a experiência; a observa. Neutra, quieta e sem comentar, a consciência simplesmente lhe mostra o que está acontecendo. Conscientizar-se das *samskaras* o fortalece, porque quando algo é registrado em seu consciente, você reage a isso de um modo diferente, como quando descobre um buraco na estrada e desacelera ou o evita ao dirigir. De um modo parecido, a capacidade de reduzir a ansiedade e encontrar conforto no corpo físico depende de você se conscientizar do que está acontecendo.

Durante um episódio de alta ansiedade, sua consciência se concentra no desconforto que sente. Você se envolve em uma experiência de preocupação e medo e não sabe que, inconscientemente, está criando isso. Contudo, para parar de se preocupar, você só precisa prestar atenção em outra coisa. Por exemplo, digamos que você está nervoso com algo e a campainha toca, desviando sua atenção disso. Você caminha até a porta e cumprimenta seu vizinho. Vocês têm uma breve conversa sobre o piquenique no bairro e, por alguns minutos, não sente nenhuma ansiedade. Depois que o vizinho vai embora, você volta sua atenção para a preocupação e fica novamente ansioso. Esse exemplo mostra que quando você se conscientiza de outra coisa além de seus pensamentos de preocupação, a ansiedade cessa. Você não tem de esperar que algo mais ocorra para interromper sua preocupação; pode se conscientizar do que está pensando e se interromper dirigindo a consciência para algo tranquilizador, como sua respiração ou um pensamento gentil como: "Acalme-se, meu querido", ou notar cores na sala ao seu redor.

A capacidade de direcionar a consciência

Você pode aprender a direcionar sua consciência. Por exemplo, você afasta sua consciência dos pensamentos e a leva para a ação quando diz para si mesmo: "Pare de se preocupar; preste atenção à lavagem da louça." Pode tirar a consciência de pensamentos e direcioná-la para sensações e emoções. Pode tirá-la de dentro de você para fora de você, de um horizonte estreito para um horizonte amplo e de um estímulo mais forte para um estímulo mais sutil. O modo mais fácil de entender isso é experimentá-lo.

EXERCÍCIO: DIRECIONE SUA CONSCIÊNCIA

1. Para o primeiro exercício, você aprenderá a direcionar sua consciência para cima e para baixo de seu corpo físico. Não se apresse ao fazer isso. Comece notando seus ossos da bacia sendo pressionados e sentindo seus quadris na cadeira. Agora direcione sua consciência para sua boca. Note sua língua úmida e macia. Agora, direcione sua consciência para sua nuca e depois a faça descer devagar pelo seu corpo, passando pelos ombros e a coluna lombar, chegando aos quadris e às pernas e parando nos pés. Sinta o ponto em que seus pés tocam o chão.

2. Para o segundo exercício, você direcionará sua consciência da periferia de sua pele para o centro de seu corpo. Comece se conscientizando das sensações nas pontas de seus dedos. Agora direcione a consciência para sua barriga. Note o que sente dentro dela.

3. Para o terceiro exercício, você afastará a consciência de seu corpo e a direcionará para a área ao seu redor. Olhe para as cores. Note cores primárias, combinações, tons e leves variações. Note as cores próximas e distantes.

4. Para o exercício final, você direcionará sua consciência para sensações mais sutis dentro de si mesmo. Note a energia vibrando em seu corpo, especialmente nas pontas de seus dedos. Observe sua respiração, o ar entrando e saindo de suas narinas. Conscientize-se do batimento de seu coração.

Ajudando-se

Você pode usar a capacidade de mover a consciência para se ajudar. Sabendo que a preocupação não o alivia, quando perceber que está se preocupando, mude seu foco para outro lugar. Dê um descanso à mente deixando seus pensamentos existirem sem prestar atenção a eles. Ponha um pouco de espaço entre sua atenção e seus pensamentos de preocupação. Sintonize-se com o mundo que o cerca. Use seus sentidos: ouça, veja, cheire, saboreie e toque. Conscientize-se do que acontece ao seu redor. Isso literalmente o leva aos seus sentidos e o torna consciente da vida no momento presente.

Se você sentir traços de ansiedade ou o puxão das *samskaras* tentando conduzi-lo de volta ao sofrimento, concentre-se em algo prazeroso. Ouça uma canção, olhe para uma árvore, cheire o ar fresco, beba um copo de água ou massageie seus antebraços. Faça algo para se restabelecer e revigorar e depois siga com seu dia ou enfrente o que quer que precise enfrentar.

Conscientize-se do que o conforta e acalma

Sua consciência gravita na direção de estímulos fortes, motivo pelo qual você nota mais os sons altos do que os baixos. Imagine que você tem um pombo arrulhando em um ombro e um papagaio gritando no outro. É difícil se concentrar no som do pombo, porque seu arrulho é abafado pelo tom e volume mais altos do papagaio. Você acaba reagindo ao papagaio e os arrulhos calmantes do pombo passam despercebidos. Em sua mente, os pensamentos de medo são tão altos quanto os gritos de um papagaio, e os calmantes frequentemente tão baixos quanto os arrulhos de um pombo.

É difícil afastar sua mente de estímulos fortes, sejam de um papagaio ou de pensamentos de medo. Um papagaio não para de gritar só porque você não está prestando atenção a ele, e o pensamento de medo também não. A ansiedade pode ser muito estimulante, e tentar desviar sua atenção dela concentrando-se em pensamentos calmantes ou algo confortador em seu ambiente, às vezes, é ineficaz. A seguir forneceremos intervenções para sofrimento moderado e intenso. Ambas as intervenções envolvem mover seu corpo físico ou fazer algo que pareça bom para ele. E consistem em tirar sua consciência do sofrimento mental e emocional para o prazer físico do qual obviamente você só tem consciência quando ocorre, no momento presente.

Mova seu corpo físico para tirar a consciência do sofrimento

Se você está moderadamente agitado, talvez seja preciso um estímulo moderado para distrair sua atenção. Talvez tenha de fazer algo ativo, como tomar um banho quente de chuveiro, passear com o cachorro ou dançar ao som de sua música favorita. Se estiver com pouco tempo ou fora de sua casa, encontre algo mais para tirar sua atenção da ansiedade. Vá para o banheiro e lave o rosto; diga "Ahhhhh, ahhh" em voz alta algumas vezes; fique em pé e se alongue; ou vá até uma janela e olhe para fora. Você não precisa sofrer infinitamente, mas tem de saber o que fazer para se ajudar e depois agir. Até mesmo um intervalo de trinta segundos pode fazer uma enorme diferença.

Eventualmente, um sofrimento intenso exige uma distração igualmente intensa. Quando você estiver totalmente fora de si, tente mover seu corpo de forma vigorosa. Isso pode tirá-lo de seu transe de ansiedade ou de uma *samskara* profunda. Mas seja o que for que fizer, conscientize-se do que está fazendo para que essa não seja uma atividade realizada sem atenção. No Capítulo 6, nós lhe mostraremos posições de Yoga específicas que você pode adotar como uma prática para aliviar a ansiedade. Por enquanto lhe ensinaremos uma intervenção de movimento para tirar a consciência da ansiedade.

EXERCÍCIO: MOVIMENTO DE BALANÇO VIGOROSO

1. Fique em pé e estique os braços acima da cabeça. Com os braços para cima, balance de um lado para o outro para soltar o corpo.
2. Agora traga os braços de volta para os lados. Respire profundamente e comece a balançar as mãos — literalmente! Balance-as rápido; agora balance os braços e depois os ombros.
3. A seguir, balance os quadris de um lado para o outro. Erga e balance a perna direita e depois a esquerda. Balance os pés, um de cada vez.

4. Agora, com os dois pés no chão, balance todo o corpo por 15 segundos.

5. Fique em pé parado e depois gire de um lado para o outro. Volte a ficar em pé parado e note o batimento de seu coração e o movimento de sua respiração.

Esse movimento simples não exige treinamento especializado ou habilidade atlética. É muito estimulante e atrai sua atenção. Tira sua consciência de seus pensamentos e a leva para seu corpo. Os pensamentos repetitivos diminuem e sua mente se aquieta, permitindo-lhe ter acesso ao bom senso e se voltar para o momento presente. Respire profundamente mais uma vez e aprecie o sentimento de alívio.

Alternativamente, se você souber a dança "Hokey Pokey", dance-a. Garantimos que ela o tirará de uma *samskara*. Gostamos tanto dela que já a dançamos com milhares de pessoas.

EXERCÍCIO: IDENTIFIQUE E GRAVE NA MEMÓRIA AQUILO QUE O ACALMA

Identifique o que o acalma. Pense em coisas agradáveis que faz distraidamente e aliviariam seu estresse se feitas intencionalmente. Essas atividades poderiam ser tão inocentes quanto tirar os sapatos e esfregar os pés, cuidar do gato ou passar os dedos pelos cabelos; ou tão óbvias quanto andar de bicicleta ou preparar uma xícara de chá quente. Identifique-as agora, enquanto está tranquilo. Relacione pelo menos três. Escreva-as em notas adesivas e cole-as no espelho de seu banheiro. Realize-as quando não estiver angustiado, simplesmente para apreciá-las como uma prática intencional. Realize cada uma delas diariamente durante uma semana para gravá-las na memória através da repetição. Então, quando estiver preocupado, elas virão à sua mente e você saberá o que fazer para se ajudar.

Escolha a saúde e a felicidade

A ansiedade é uma experiência desagradável. Seja o que for que você fizer para redirecionar sua consciência ou se acalmar, tenha em vista uma experiência agradável que seja boa para sua saúde e felicidade. Pense nos efeitos do seu comportamento. Rir com um amigo, saltitar pela casa e jogar água morna no rosto são atitudes saudáveis e que fazem você se sentir bem.

Comer uma dúzia de biscoitos, beber uma garrafa de vinho e comprar roupas podem inicialmente parecer agradáveis, mas têm efeitos colaterais nocivos. O verdadeiro prazer acalma e tem um efeito duradouro. Não causa sofrimento mental ou físico uma hora depois ou na manhã seguinte. Alivia a dor e contribui para o seu bem-estar.

Consciência e sensibilidade

Preocupações de *samskaras*, lembranças traumáticas e velhas histórias fazem você se sentir muito estimulado internamente, ansioso e incapaz de relaxar. Se isso se tornar um estado crônico, você sempre ficará sobrecarregado, o que causa torpor e diminui sua capacidade de apreciar a simplicidade, sutileza e beleza. A capacidade de aproveitar a vida é reduzida ao ponto de você não se satisfazer com uma refeição simples e uma noite tranquila. Pode parecer que precisa de mais estímulo; no entanto, infelizmente, isso não o acalma. Um estilo de vida de agitação e excessos não diminui a ansiedade, mas a exacerba, porque o entorpece de tal forma que você não consegue ver os sinais de estresse e fadiga de seu corpo. Como você é incapaz de perceber pistas sutis, o corpo corre o risco de desenvolver sintomas mais sérios.

Você também perde a consciência do que está próximo e é precioso, como a dádiva da vida que vem em cada respiração, o batimento constante de seu coração e a sabedoria do guia interior. Acostumado a ser bombardeado com atividade e barulho, você pode se tornar desconfortável com a quietude, o que é uma grande lástima, porque o silêncio é incrivelmente pacífico. Também nos conecta com o eterno, como é tão claramente afirmado no Salmo 46:10: "Aquietai-vos e sabei que Eu sou Deus." O frenesi não diminui a ansiedade, mas a quietude sim, porque ela simplesmente não existe lá.

Um mantra também diminui a ansiedade. Leva você para dentro, para lugares interiores silenciosos onde pode se conectar com a paz e seu eu eterno. Usar um mantra é um modo maravilhoso de começar a se sentir confortável com menos estímulos, porque foca a mente em um pensamento ou som confortador e lhe permite se livrar lentamente de sua necessidade de atividade.

O exercício do mantra

Um mantra é algo que você repete para si mesmo várias vezes. Você enche sua mente com o som de uma palavra ou frase que o toca profundamente. Isso é uma forma de treinamento da atenção em que você recita a palavra repetidamente até ser impressa em sua mente e formar uma *samskara* que é uma afirmação da vida. Recitar seu mantra pode ser tão tranquilizador que, após alguns minutos, você simplesmente se aquieta e aprecia a quietude. A palavra "mantra" significa um pensamento sagrado ou uma oração. Um mantra pode ser simplesmente uma palavra monossilábica como "Om"; uma palavra dissilábica como "shalom"; ou duas ou mais palavras, como "vossa vontade". Em *O coração do Yoga*, T.K.V. Desikachar nos diz que em vez de ser um símbolo hindu, o mantra é algo muito mais universal que pode levar nossas mentes "a um plano mais elevado". Ele explica que todas as tradições espirituais têm suas palavras sagradas.

Nós recomendamos que você escolha um mantra que adore e com o qual se sinta profundamente conectado. Muitas pessoas escolhem um mantra da tradição que lhes é mais próxima e em sua própria língua nativa. Se você é cristão, pode preferir chamá-lo de "oração de respiração" em vez de mantra, e escolher recitar uma oração curta ou um versículo da Bíblia. Contudo, por vários motivos pessoais, talvez prefira procurar seu mantra fora da tradição em que foi criado. Embora nenhuma palavra seja o mantra perfeito, provavelmente há uma palavra ou frase que o cativa neste momento de sua vida. Os mantras têm uma forte influência. Sem dúvida você já foi cativado pelas palavras de um grande orador. Não só as ouviu como também as sentiu. As palavras o tocaram e talvez até mesmo o tenham motivado a tomar uma atitude ou realizar uma mudança. Para poder ser tocado, escolha um mantra que tenha um efeito forte e positivo em você.

EXERCÍCIO: DESCUBRA SEU MANTRA

Escolha uma palavra ou frase, possivelmente de sua tradição espiritual, que o toque profundamente. Sinta seu efeito em você. Escolha um mantra que tenha um efeito tranquilizador, reconfortante ou fortalecedor.

Seu mantra poderia ser o nome de uma figura espiritual, como Jesus, Deus, Alá ou Buda. Talvez você prefira uma palavra ou frase que transmita uma qualidade espiritual, como "shalom", "esteja aqui agora", "misericórdia", "deixe estar" ou "confiança". Pode querer expressar gratidão com o mantra "obrigado". Ou escolher recitar palavras como "amém", "Om", "soham" (em sânscrito, "eu sou isso") ou "eu sou". Você pode gravitar na direção de uma frase de uma canção espiritual, uma linha de um poema sagrado ou um versículo da Bíblia, como "Eu estou convosco todos os dias" ou "Aquietai-vos e sabei". Atualmente o mantra favorito de Mary é "Fique aqui, meu querido, fique aqui" e o de Rick é "Viva com tranquilidade".

Nós descrevemos várias palavras e frases para inspirá-lo. Agora é a sua vez. Escolha um mantra. Talvez queira experimentar alguns para descobrir qual ecoa mais em seu íntimo.

Quando você tem um mantra, está pronto para lhe dedicar tempo e formar um relacionamento íntimo com ele. Isso é feito repetindo-o. Um mantra só tem poder se praticado. Você pode recitá-lo mentalmente ou em voz alta. Seu modo de falar consigo mesmo tem um enorme impacto em você. Quando recitar seu mantra, seja em voz alta ou silenciosamente em sua mente, use uma voz calma e bondosa.

O que você diz para si mesmo tem consequências enormes, então por que não dizer palavras e pronunciar sons que elevam seu nível de consciência? Em vez de aprofundar uma *samskara* de ansiedade recitando mil vezes o mesmo pensamento de preocupação, recite seu mantra. Encha sua mente de palavras que lhe inspiram compaixão e força ou o lembram de que é um ser consciente ou espiritual.

Quando você está ansioso, sua respiração é mais rasa e rápida. Portanto, é útil recitar seu mantra ao expirar. Isso desacelera sua respiração, o que o relaxa e permite ao mantra penetrar mais fundo. Descubra-o por si mesmo.

EXERCÍCIO: USANDO O MANTRA AO EXPIRAR

Use o mantra "relaxe".

1. Dê-se um minuto para este exercício. Durante os próximos sessenta segundos, simplesmente diga a palavra "relaxe" silenciosamente a cada expiração.
2. Note como sua mente se aquieta e a tensão em seu corpo diminui.

EXERCÍCIO: EXPRESSANDO GRATIDÃO

Use o mantra "obrigado".

1. Dê-se mais um minuto para essa prática. Simplesmente diga a palavra "obrigado" a cada expiração.
2. Note que sua energia parece mais suave e calorosa. Permita-se apreciar a experiência.

Quando você está ansioso e preso à velha *samskara*, pode se esquecer de praticar seu mantra. Por isso, deixe seu mantra praticar você. Escreva-o em várias notas adesivas. Cole-as em lugares diferentes, inclusive no espelho do banheiro, ao lado da cama e na geladeira. Seu computador, seu telefone e sua escrivaninha também são lugares ótimos. Quando vir seu mantra em uma nota adesiva, sorria para si mesmo e depois o recite e aprecie.

O mantra de Nicole

Nicole, uma cliente de aconselhamento, certo dia disse para Mary: "Preciso de um mantra; meu antigo supervisor voltou." A volta dele havia desencadeado o transtorno do estresse pós-traumático de Nicole. Ela tinha lembranças dolorosas de quando trabalharam juntos e temia que ele abusasse novamente do poder que tinha. A voz alta e o autoritarismo de seu supervisor a lembravam de seu ex-marido, que abusara fisicamente dela. Uma mulher tímida, Nicole morava sozinha desde sua separação e se sentia isolada. Ela se beneficiava com apoio, mas não tinha muito. Depois de refletir um pouco, Mary propôs um trecho de uma escritura sagrada da tradição religiosa de Nicole: "Eu não te deixarei."

Nicole recitou o mantra em voz alta algumas vezes, e depois respondeu: "Isso não está exatamente certo." Ela parou e então disse entusiasmadamente: "Sei qual é meu mantra: 'Ele não me deixará!'" Depois sorriu com a ideia de ser apoiada pelo divino. Elas recitaram o mantra juntas algumas vezes e Nicole começou a chorar baixinho. Mary lhe entregou um bloco de notas adesivas e Nicole escreveu seu mantra em sete notas. Ela disse a Mary onde as colaria e que uma ficaria no painel do seu carro para poder vê-la a caminho do trabalho e outra ficaria em sua marmita como um lembrete ao meio-dia.

Elas simularam várias conversas com o supervisor de Nicole, que praticou recitar mentalmente seu mantra durante as conversas. O foco a acalmou. Mais tarde, ela disse: "Não entrei no meu pensamento de vítima durante a simulação."

Mary instruiu Nicole a dizer seu mantra em voz alta quando lembrada pelas notas adesivas. Ler, dizer e ouvir seu mantra o cravaria fundo em seu corpo e sua mente. Mary sabia que se Nicole não praticasse seu mantra quando calma se esqueceria de dizê-lo para si mesma quando estressada, especialmente durante interações com seu supervisor. Durante sua próxima sessão, Nicole contou: "Meu mantra está funcionando. Eu sussurro, 'Ele está comigo, quando meu supervisor entra em minha área, e não fico mais tão nervosa."

A prática de assumir o ponto de vista oposto (*pratipaksa*)

Você pode usar o *pratipaksa* para limitar o dano dos monólogos interiores negativos, assustadores e destrutivos que surgem de velhas histórias e traumas. O exercício, retirado de *Yoga Sutras of Patanjali,* como interpretada por Mukunda Stiles em 2002, é um método para assumir o ponto de vista oposto. É outra prática que o ajuda a criar padrões mais saudáveis em seu cérebro e permite que velhas *samskaras* sejam desativadas, como trilhas não usadas na floresta. Segundo a tradição iogue, há dois tipos de pensamentos. *Klishta* são pensamentos úteis que o encorajam e alinham com a realidade, como: "Eu posso respirar e dar um passo de cada vez." *Aklishta* são pensamentos prejudiciais que desencorajam, distorcem e predeterminam sua experiência, como: "Simplesmente se esqueça disso; nunca farei isso."

Pratipaksa exige que você se conscientize dos pensamentos que lhe causam mais sofrimento. O modo de determinar como seus pensamentos o afetam é notando como reage a eles emocional e fisicamente. Pensamentos autocríticos, pessimistas e preocupantes são prejudiciais e fazem seu corpo se retesar ou tremer, e sua mente ficar aflita.

Vamos colocar isso em prática. Quando você ouvir um pensamento autocrítico, pare. Depois saia dos velhos caminhos respirando e dizendo: "Eu mereço bondade." Substitua pensamentos pessimistas por um encorajador, como: "A vida é como é, coisas boas também acontecem." Substitua pensamentos de preocupação por "permaneça aqui, no momento presente."

Pratipaksa não é para se engajar em uma batalha entre opostos. Reagir a *eu sou estúpido* com *eu sou inteligente* ou *eu sou feio* com *eu sou bonito* pode resultar em uma discussão de "sou sim, não sou". Engajar-se em um interminável debate não acaba com o sofrimento. O objetivo do *pratipaksa* é curar e corrigir, não perpetuar o sofrimento. Quando a substituição pela palavra oposta o ajuda, isso é realmente *pratipaksa*. Você pode dizer se uma palavra é útil por sua reação a ela; não tem de acreditar nela, mas pelo menos não deveria rechaçá-la. Um modo de impedir que você fuja de palavras saudáveis e fazer com que crie espaço para elas é respirar algumas vezes e repeti-las, dando-lhes um pouco de tempo para se gravarem em sua mente. Isso começa a reprogramar seu cérebro com palavras que melhoram a qualidade de vida.

Para trabalhar com o *pratipaksa*, identifique pensamentos que o detêm. Detecte pensamentos devastadores, aqueles que o derrubam, como: "Nunca terei confiança de novo, minha vida está arruinada" ou "Estou realmente confuso." Esses pensamentos o paralisam, convencem-no de que você não é tão bom e o impedem de conhecer sua preciosidade inata. Substitua pensamentos destrutivos por pensamentos afirmativos da vida, como: "Confie neste momento, nesta respiração"; "Está tudo bem" "Permaneça bem aqui"; "Cometi um erro"; ou "Sinto muito, eu não sabia". Esses pensamentos lhe dão espaço para respirar e tocam seu coração com bondade. Eles reafirmam seu valor básico.

Também procure por pensamentos que frequentemente o puxam para baixo, como: "Ah, bem, isso não é realmente importante"; "Simplesmente deixe isso para depois"; ou "De qualquer modo não posso fazer isso." Esses pensamentos, ouvidos repetidamente, corroem sua autoestima e capacidade. São obstáculos que o impedem de realizar seu potencial. Os pensamentos que melhoram a qualidade de vida incluem: "Acredite no que seu coração quer"; "Apenas comece"; "Dê um passo"; "Sim, meu querido, sim, você pode." Um bom amigo fala com você dessa maneira, portanto fale consigo mesmo como se fosse seu melhor amigo. Encoraje-se. Não dê ouvidos à voz negativa; crie uma voz fortalecedora. Isso não só faz bem como o impele para frente, momento a momento, para a maravilhosa potencialidade que você tem.

EXERCÍCIO: *PRATIPAKSA*

Anote um pensamento que seja muito devastador e depois outro que simplesmente o puxe para baixo. Crie um pensamento que se oponha a cada um deles. Torne sua reação um pensamento que o agrade e tenha um efeito tranquilizador e corretivo. Anote o pensamento pelo menos sete vezes para incuti-lo e se lembrar dele. Cante-o. Dê-lhe uma melodia. Torne-o divertido se quiser, porque as canções curtas tocam repetidamente em nossas mentes.

O *pratipaksa* de Rick

Rick tinha um pensamento que o puxava para baixo: "Deve haver algo errado." Era como se ele só pudesse se permitir um pouco de felicidade, porque depois que as coisas iam bem por algum tempo começava a se preocupar. Um dia ele cantou seu pensamento negativo com a melodia de "The Farmer in the Dell". A canção diz: "Deve haver algo errado/Deve haver algo errado/Hi-ho, derry-o, deve haver algo errado." Então, alguns dias depois, ele acrescentou outro verso: "Não há realmente nada errado/Não há realmente nada errado/Hi-ho, derry-o, não há realmente nada errado!" Agora, quando ele começa a se perguntar se há algo errado, canta sua canção o mais alto que pode. Depois de uma ou duas vezes, ri e segue com seu dia, aliviado e no rumo certo.

A prática da determinação e resolução (*sankalpa*)

As *samskaras* de ansiedade roubam seu foco, esgotam sua energia e enfraquecem sua determinação. Se você é como nós, houve momentos em que soube que precisava fazer algo e, contudo, não o fez, deixando de realizar seus desejos mais profundos por medo. Provavelmente o que lhe faltou foi apoio interno suficiente e firmeza, porque, com foco e apoio suficiente, você pode realizar seu potencial e evitar uma vida movida pela ansiedade. *Sankalpa*, ou o estabelecimento de um objetivo iogue, fornece o apoio de que você precisa.

Em *Path of Fire and Light,* volume 2, Swami Rama (1986) salienta que com *sankalpa* você cria novas *samskaras* poderosas e positivas. Quando se concentra em novas *samskaras,* as velhas se tornam inertes. Você não tem de permanecer preso a velhos hábitos; tem a capacidade de literalmente recriar sua vida e focar no que é importante e prezado agora. Com *sankalpa* ganha a coragem, concentração e determinação necessárias para fazer isso.

Sankalpas são objetivos no nível do pensamento. Você repete os pensamentos todos os dias e os imprime à força na mente. Então os pensamentos desejados se tornam ativadores, gerando decisões e ações. Depois, surpreendentemente, você se vê fazendo o que realmente quer.

A seguir, há um formato de *sankalpa* que aprendemos durante um retiro com o professor de Yoga Rod Stryker.

EXERCÍCIO: CRIE UM *SANKALPA*

Para criar um *sankalpa,* use as diretrizes a seguir:

1. Desenvolva um objetivo específico a ser atingido nos primeiros meses do próximo ano.
2. Formule uma resolução. A primeira metade da frase deve ser uma resolução diária, uma ação que você pratique no dia a dia e que traga uma qualidade desejada em sua vida. A segunda metade da frase deve ser um resultado tangível que ocorra conforme o tempo passa.
3. Enquanto você seleciona e escreve a resolução e o resultado, faça-o com grande apreciação. Na verdade, o *sankalpa* dá poderes para transformar sua vida, e isso é algo ao qual se deve ser muito grato. É um presente, uma coisa a ser apreciada.
4. Escreva seu *sankalpa* de acordo com o formato a seguir:
   Eu estou decidido a _____ diariamente para o resultado seja _____.

A seguir, há uma lista de *sankalpas* para ilustrar como eles devem ser desenvolvidos:

- Eu estou decidido a fazer alongamentos de Yoga por dez minutos diariamente para que o resultado seja sentir relaxamento em meu corpo físico.

- Eu estou decidido a testemunhar meus pensamentos por 15 minutos diariamente para que o resultado seja compreender meus pensamentos pelo que são, um fenômeno da mente.

- Eu estou decidido a trabalhar no meu quintal por vinte minutos diariamente para que o resultado seja obter um lindo jardim de flores.

- Eu estou decidido a escrever por vinte minutos diariamente para que o resultado seja escrever um livro de minhas memórias.

- Eu resolvo falar com algum amigo diariamente para que o resultado seja uma rede social de apoio.

Lembre-se que aquilo no qual você pensa, se concentra e gasta energia, toma forma em sua vida exterior. Escreva três *sankalpas* ou mais. Ouse escrever seus sonhos mais verdadeiros, e se leve a sério. Honre suas necessidades e deixe seu coração se expressar.

EXERCÍCIO: PRATIQUE SEU *SANKALPA*

Agora escolha seu *sankalpa* mais importante. Escreva-o em uma folha de papel. Leia-o em voz alta e se ouça dizendo-o. Sinta seu *sankalpa* e se imagine realizando-o. Coloque o *sankalpa* escrito perto de sua cama. Leia-o todas as noites antes de dormir para incuti-lo em sua mente.

Diga seu *sankalpa* para alguém em quem confie como um modo de partilhar seu coração e sua intenção, e energizar seu *sankalpa*. Mostre a si mesmo que o leva a sério sendo responsável para com outro ser vivo. Escolha uma pessoa para telefonar semanalmente e falar sobre ele. Se seu amigo também tiver um, vocês podem ser colegas de *sankalpa* e falar um com o outro sobre isso semanalmente. Se você não tiver um amigo com quem conversar, fale o *sankalpa* em voz alta várias vezes por dia.

Você pode trabalhar com mais de um *sankalpa*. Se você escreveu dois que pareçam muito importantes e oportunos, tome ambos como seus *sankalpas*. Você conhece a si mesmo, e sabe como trabalha. Se tiver dificuldade com disciplina ou acompanhamento, comece com um só.

De qualquer forma, continue a imprimir seu *sankalpa* na mente. O ato mais importante é lê-lo todas as noites antes de dormir. Aprecie lê-lo e o transforme em seu amigo. Mantenha sua resolução diária o melhor que puder, mas entenda que você é humano e pode falhar. Pratique todos os dias que puder, mesmo se for apenas por alguns segundos, e agradeça nos dias em que o fizer. E, com o passar do tempo, aprecie os resultados cumulativos do *sankalpa*.

A prática da quietude

Talvez o exercício mais simples e profundo para desativar velhos padrões seja dedicar um tempo a ficar quieto e em silêncio. Sentar-se sem fazer nada lhe dá uma chance de se desligar e deixar a mente relaxar. Você literalmente para de se mover tempo o suficiente para se orientar, ver onde está e o que está acontecendo. Você sabe como é quando não aguenta mais e quer que o mundo desacelere. Provavelmente até mesmo já disse algo como: "Pare o mundo, porque eu quero descer." Bem, você pode sair do mundo da *samskara* dedicando um tempo a ficar em silêncio.

Esse processo diário de ficar parado e em silêncio pode ser confortável em vez de incômodo. Se você bebe café ou chá de manhã, encontre uma cadeira confortável para se sentar, possivelmente com vista para o ar livre, e sente-se quieto, apreciando sua bebida. Se geralmente liga a televisão o rádio quando está em casa, desligue por meia hora. Aumente gradualmente seu tempo em silêncio até que pareça confortador. Quando você se tornar amigo do silêncio em seu lar, experimentará a mesma quietude profunda que surge em você quando está em um templo silencioso ou belo parque.

Eventualmente, a quietude se tornará um refúgio onde você poderá se conectar consigo mesmo em lugares não influenciados por suas velhas tendências. Se ainda não fez isso, pode descobrir um lugar interior de quietude. Quanto mais perto você chegar dessa quietude interior, mais ela encherá seu corpo e sua mente de paz. Você tem um eu condicionado e um eu eterno. O silêncio o conecta com seu eu eterno e é profundamente terapêutico.

Os dois exercícios a seguir tornam mais fácil para você aprofundar sua intimidade com o silêncio.

EXERCÍCIO: NOTE A QUIETUDE

1. A quietude está no espaço entre as respirações. Durante algumas respirações, note a quietude antes e após a expiração.
2. A quietude está no espaço entre os pensamentos. Pare e note a quietude no intervalo entre os pensamentos.
3. A quietude está no intervalo entre as palavras. Aprecie-a entre as palavras nesta página.
4. Sintonize-se com a quietude em seu ambiente. Sinta-a nos tecidos de seu corpo.
5. Ouça e note a quietude.

Planeje um tempo para ir ao ar livre e se tornar amigo da quietude. Caminhe devagar em um parque ou bairro bonito e seguro. Aprecie a caminhada e note a quietude ao redor. O sol e a grama são quietos. Assim como o são os bancos de parques, os sinais de trânsito e as borboletas. Sinta prazer em descobrir a quietude.

EXERCÍCIO: EXPLORE OS EFEITOS DO SILÊNCIO

Note que o silêncio expande. Sinta como ele o acalma. Relaxe e respire. Se experimentar tédio ou medo, direcione sua consciência para seu baixo-ventre. Se notar pensamentos, reconheça-os como pensamentos, talvez de tédio ou medo, criando desconforto. O próprio silêncio é confortador. Sussurre: "Isto é um pensamento", e sorria conscientemente.

Como o silêncio cura

O silêncio cura. Vamos comparar sua vida com um belo lago. A ansiedade o mantém agitado, como um vento que sopra impiedosamente sobre a água. Quando a água é continuamente fustigada, não se pode ver o fundo. Quando você relaxa no silêncio, seus ventos impiedosos se abrandam e é possível ver sua essência interior. Se surgir uma lembrança desagradável, testemunhe-a e diga: "Isso é uma lembrança; não está acontecendo agora", e concentre-se em inspirar e expirar para se reconectar com o momento presente e se desligar da imagem ou do pensamento em sua mente.

Quando você se torna confortável com o silêncio, sua capacidade de realmente olhar para si mesmo e a vida aumenta. É como se você visse a si mesmo de um lugar interior profundo. Em vez de observar com as velhas distorções perceptuais, pode olhar para fora bem de dentro. Quando está muito ansioso, você olha através dos olhos do medo. Vê perigo onde ele não existe, mas quando você se torna enraizado no silêncio, olha do silêncio. A visão é mais objetiva, neutra. Surpreendentemente, esse processo começa a curar medos profundos. O medo de ficar só ou no escuro começa a desaparecer. Quando você não olha através do medo, esses medos profundos não são reforçados.

EXERCÍCIO: APRECIE O SILÊNCIO

Por um momento, pare, respire e aprecie o silêncio exterior. Note que o livro é quieto, a cadeira é quieta e as paredes são silenciosas. Ouça o silêncio e relaxe nele.

A prática de se retirar

Se você quiser acelerar sua cura e aumentar sua capacidade de se sentir confortável em sua própria pele, planeje fazer um retiro. Retirar-se por um tempo de sua vida comum é um ótimo modo de evitar a força das *samskaras*, descansar seu corpo exausto e se reconectar com seu guia interior. O retiro é uma pausa programada no trabalho, nas rotinas diárias e no contato social casual. É um tempo para espaço pessoal que lhe permite se concentrar em suas práticas, refletir sobre sua vida e simplesmente descansar e ficar em silêncio. Seguir uma programação de retiro rompe os padrões diários e o ajuda a ver os modos pelos quais vive mecanicamente.

Um tempo de recolhimento lhe permite ver como você cria ansiedade e fazer novas escolhas que melhoram sua saúde. Você pode descobrir uma crença dolorosa, como: "Não há ninguém lá para mim", e substituí-la por uma que melhora a qualidade de vida, como: "Eu tenho toda a ajuda de que preciso", e depois escrever uma longa lista de toda a ajuda de que dispõe e como pedi-la e recebê-la. Talvez você descubra que está exausto e precisa tirar longos cochilos no retiro, e depois estabelecer o *sankalpa*: "Eu resolvo cochilar por trinta minutos todos os dias durante minha hora do almoço para que o resultado seja me sentir melhor fisicamente."

Embora você não precise ir para um centro de retiro para ficar em recolhimento, a maioria deles estão localizados em ambientes espaçosos e tranquilos, cercados de natureza. Seus ambientes bonitos e silenciosos parecem seguros e propícios ao recolhimento. Portanto, se você decidir planejar um retiro, seja em um centro, em sua casa ou em uma cabana perto de um lago ou na floresta, torne-o um ambiente que pareça um porto seguro.

Os retiros podem ser tão terapêuticos que queremos lhe dar uma noção de como é ir para um. Para convidar ao silêncio interior, os retiros formais envolvem períodos prolongados de silêncio social, o que significa ausência de conversa fiada ou fofocas. Podem oferecer aulas dadas pelos líderes do retiro, com discussões dirigidas, escrita de diários ou ambas as coisas, mas geralmente não há conversas além disso.

Cabe a você decidir a duração de seu retiro. Se nunca fez um, experimente. Os grandes centros oferecem retiros que duram de um fim de semana a vários meses. Você pode fazer seu retiro em casa sozinho ou organizado com um grupo. Como os dois têm vantagens, recomendamos um pouco de ambos.

Retiro em casa

O retiro em casa é econômico porque não envolve viagens, alojamento ou taxas de inscrição. Você pode organizá-lo segundo sua conveniência e começar com um pequeno se preferir, programando a duração de seu primeiro retiro para metade de um dia ou um fim de semana. Assim, se acostumará gradualmente a se dar um pouco de tempo e espaço.

Prepare-se para isso com antecedência. Diga a parentes e amigos que está planejando um retiro e, enquanto ele durar, não estará disponível para falar pessoalmente ou pelo telefone, exceto em caso de emergência. Faça-os saber que verificará sua secretária eletrônica para ver se há mensagens importantes. Se for casado ou tiver um amigo íntimo, considere fazerem o retiro juntos. Se tiver filhos, programe diversões para eles. Saber que estão se divertindo o ajudará a relaxar em seu retiro. Se seu (sua) parceiro(a) não estiver interessado(a) no retiro, simplesmente, planeje quando ele ou ela não estiver em casa, ou alugue uma cabana em um centro de retiro, um parque estadual ou uma área florestal. Seja como for, torne o retiro fácil e acessível.

Crie uma programação para seu retiro. Anote-a e a coloque em um lugar visível para poder segui-la. Torne essa agenda convidativa e tranquila. Se estiver exausto, planeje acordar tarde. Na página a seguir, há um exemplo de programação para um retiro de um dia.

O retiro é para acalmar o corpo e a mente, nutrir-se, desacelerar a vida e se conectar com seu eu interior. Portanto, se o retiro for em casa, deve ser prazeroso. Torne tudo tranquilizador e agradável. Retiro não é para fazer faxina ou se dedicar a grandes projetos de jardinagem. Não é para leitura acadêmica ou de ficção ou para pôr as contas em dia, ou a correspondência, ou a lista de coisas a fazer. Em outras palavras, não é para trabalhar.

Retiro organizado com um grupo

Ir a um retiro organizado com um grupo também tem suas vantagens. Você fica em um centro de retiro fora de casa, o que elimina a tentação de fazer serviço doméstico, cuidar do gramado ou trabalhar no computador. Suas necessidades básicas são supridas, inclusive as refeições, por isso você pode descansar e estar consigo mesmo.

Você conta com o benefício de ter um ou mais líderes no retiro, que dão orientação, apresentam ensinamentos e conduzem processos individuais ou em grupo focados na sua experiência de retiro. Outra vantagem de fazer retiro com um grupo é o apoio e a estrutura. Saber que você não está só torna mais fácil seguir a programação e honrar o silêncio. O grupo cria uma energia compassiva que apoia os participantes e torna sua exploração interior segura e transformadora.

Exemplo de programação para retiro em casa

7 horas	Acordar.
7h30-8 horas	Fazer alongamentos de Yoga suaves e exercícios de respiração.
8 horas-8h30	Fazer meditação sentado.
8h30-9h30	Tomar café da manhã, cuidar da limpeza e ficar um pouco no ócio.
9h30-10h30	Passear, caminhar ou, se cansado, descansar.
10h30-11h30	Leitura de livro sagrado e reflexão em diário pessoal.
11h30-12 horas	Fazer meditação sentado.
12 horas-14h30	Almoçar e reservar um tempo livre para cochilar, escrever poesia, desenhar, pintar e não fazer nada.
14h30-15h30	Fazer meditação de plena atenção ao ar livre ou dentro de casa (sente-se ou passeie confortavelmente em um lugar bonito e tranquilo, apreciando a vista e os sons ao redor).
15h30-17h30	Escrever uma oração ou lista de gratidão, ou uma mensagem de seu coração para si mesmo; massagear mãos e pés; e assim por diante. Apreciar o tempo livre, tomar um chá, fazer um lanche saudável e preparar o jantar.
17h30-18 horas	Fazer meditação sentado.
18 horas-19h30	Jantar, cuidar da limpeza, fazer um intervalo para relaxamento; andar ao ar livre, sentar na varanda e assim por diante.
19h30-20h30	Escrever em um diário sobre sua experiência de retiro ou partilhá-la com seu parceiro de retiro.
20h30-21 horas	Fazer meditação noturna.
21 horas	Preparar-se para ir para a cama.

Conclusão

Toda experiência ocorre no momento presente. Seus pensamentos e suas velhas *samskaras* criam muito do que você experimenta. Pensamentos e comportamentos repetitivos produzem sulcos em seu subconsciente que perpetuam velhos modos de pensar e viver. Felizmente, você pode romper esse ciclo e se tornar consciente do que está acontecendo. Também pode aprender a se acalmar quando sua experiência for estressante, e a formar hábitos que melhoram a qualidade de vida.

Você pode reprogramar sua natureza habitual incutindo em si mesmo pensamentos sábios e amorosos através de *pratipaksa*, mantra e *sankalpa*. Também pode se tornar amigo do silêncio e descobrir sua presença em si mesmo, porque a quietude é a fonte de cura profunda e grande felicidade.

É importante curar o corpo e a mente. Um corpo confortável contribui para uma mente quieta e uma vida livre e alegre. Para ajudá-lo a relaxar e ser feliz, a seguir apresentaremos posturas de Yoga e exercícios de respiração.

Capítulo 6

Exercícios para confortar o corpo

Sua vida se torna um templo do que é sagrado quando você escolhe viver com amor neste momento.

— Swami Chetanananda

É quase impossível ter consciência da presença do que é sagrado quando seu coração está fechado — e a ansiedade e o trauma podem fazê-lo querer se fechar e se desconectar da natureza amorosa que lhe é própria. Sua cura depende de você se abrir de novo e permanecer aberto. Além disso, é difícil experimentar sua vida como sagrada quando seu corpo está tenso, sempre se preparando para um possível perigo. Esteja ou não consciente disso, a ansiedade causa estragos em seu corpo e em seu coração. Um dos modos mais seguros e eficazes de abrir seu coração e confortar seu corpo é a prática regular e suave das posturas de Yoga.

Quando seu corpo e sua respiração estão cheios de medo, reforçam mutuamente sua aflição e perpetuam a ansiedade. Como essas coisas estão intimamente relacionadas, quando você pratica posturas de Yoga também é importante se concentrar em sua respiração. Você se alonga, move-se e mantém as posturas enquanto se conscientiza de sua respiração. A alquimia disso torna a prática transformadora e mais do que apenas um simples exercício físico. Felizmente, você não precisa estar em boa forma física para praticar Yoga e se beneficiar com isso.

Uma prática bem escolhida de posturas de Yoga agradáveis dentro de sua capacidade física ajuda a eliminar os efeitos da ansiedade de seu corpo e de seu coração, especialmente se realizada regularmente. Reservar dez a 15 minutos por dia para ficar em algumas posturas ajuda seu corpo a se livrar da ansiedade acumulada, assim como escovar regularmente os dentes os mantém livres de bactérias. As posturas que ensinaremos nas páginas a seguir são seguras, agradáveis e devolvem ao corpo uma sensação de conforto. Devem ser usadas quando necessário, naqueles momentos em que você está sobrecarregado ou precisa de conforto extra. Ensinaremos cinco posturas fáceis que você poderá praticar diariamente, e acrescentaremos cinco outras posturas que você poderá incluir em sua prática diária quando dispuser de mais tempo. Depois concluiremos com alguns exercícios de respiração de Yoga, porque aprender a respirar plenamente é muito terapêutico.

A forma como você vai praticar essas posturas de Yoga depende do tipo de pessoa que você é e de como experimenta a ansiedade. Para ajudá-lo a escolher um modo que realmente lhe seja adequado, eis algumas informações sobre o que outras pessoas descobriram. John Kabat-Zinn, fundador da Stress Reduction Clinic na University of Massachusetts Medical School, e colegas (Kabat-Zinn, Chapman e Salmon 1977), descobriram que as pessoas que experimentam a ansiedade como aflição mental tendem a gostar de se movimentar e fortalecer o corpo em sua prática, e as que sentem a ansiedade mais como aflição no corpo preferem uma abordagem meditativa, mais quieta e menos física. Portanto, se você tende à preocupação, pode querer começar a prática com posturas que aquecem o corpo, como a postura da ponte (em que você fica na posição e sai dela várias vezes), ou posturas que fortaleçam os músculos, como a postura do barco e a do bastão, e depois acrescentar gradualmente variações. Se seu corpo ficar trêmulo e você se sentir aflito, experimente um exercícios suave, como as cinco posturas fáceis; respire por alguns minutos alternando as narinas; e depois sente-se em meditação. Todas essas posições e técnicas de respiração serão apresentadas mais tarde neste capítulo.

Judith Lasater (1995), uma especialista em Yoga restauradora, descobriu que, nos momentos de exaustão, as pessoas se beneficiam mais de posturas apoiadas em que repousam por vários minutos. Nessas posturas, você escora seu corpo com mantas, almofadas e blocos de Yoga (apoios mais ou menos da espessura de dois livros grossos), de modo que se sente sustentado, e não tenso. As posturas restauradoras são seguras e emocionalmente estabilizadoras, e ao mesmo tempo permitem que o corpo se abra e relaxe. Se você estiver fatigado devido a um trauma recente ou atual, a postura restauradora para fadiga emocional (apresentada mais adiante neste capítulo) pode ser terapêutica e a única a praticar até se sentir pronto para as cinco posturas fáceis.

Faz sentido praticar Yoga para reduzir a ansiedade. Suas posturas são relaxantes, aliviam a tensão muscular e fortalecem os músculos. Contudo, os benefícios vão muito além do físico. Elas lhe proporcionam uma sensação de ter uma base sólida, o ajudam a assimilar suas experiências e lhe dão o poder de viver com um coração aberto. Para explicar esses benefícios fundamentais, vamos examinar os centros de energia.

Centros psicoenergéticos (chacras)

Assim como correntes poderosas viajam através do oceano, a energia se move continuamente através do corpo e da mente. Embora a energia viaje em muitas direções no corpo, uma corrente particularmente forte se move ao longo da espinha dorsal. Também há centros de energia, chamados *chacras*, ao longo da espinha. Três estão abaixo do coração e três acima dele.

A energia pode ficar presa nesses centros. Um modo de entender a energia presa é compará-la à tensão muscular. Os músculos são feitos para se contrair quando necessário e relaxar quando não usados. Quando os músculos estão tensos, permanecem contraídos, e você sente espasmos, rigidez e desconforto. Quando os músculos relaxam, você se sente confortável em seu corpo. De modo parecido, a energia presa nos centros de chacra tem um impacto enorme em você. Talvez o mais óbvio seja o que acontece quando seu chacra do coração está fechado, o que o faz se sentir frio, indiferente ou até mesmo insensível ao sofrimento e à alegria. Quando seu chacra do coração está aberto, você se sente amigável, receptivo e caloroso.

Como a água que flui pelo rio Mississippi para o Golfo do México, é ótimo ter energia fluindo livremente por todo o corpo. A ansiedade interrompe esse fluxo causando tensão e agitação. Os três chacras mais diretamente ligados à ansiedade são o apoio da raiz (*muladhara*), a fortaleza da joia (*manipura*) e o não tocado (*anahata*). As posturas de Yoga para a ansiedade se concentram nesses três centros de energia.

Chacra do apoio da raiz (*muladhara*)

O primeiro e mais baixo chacra, *muladhara*, está localizado na base da espinha, na região perineal. A palavra sânscrita *muladhara* significa "apoio da raiz". Esse centro reflete questões de sobrevivência básica. Segundo Gary Kraftsow, em Yoga *for Transformation* (2002), esse chacra está ligado aos quadris, joelhos e pés. Localizado na base da espinha, ele representa estabilidade. Como bem sabemos, quando nossas vidas estão estáveis, tendemos a nos sentir seguros e confiantes, e quando as coisas estão instáveis, podemos nos sentir mais temerosos e desconfiados.

O trauma está ligado à sobrevivência, porque abala a sensação de segurança. Acumulado energeticamente no chacra mais baixo, ele causa tensão nos quadris. No início, quando passa por um momento difícil, você naturalmente se retesa e se protege. Mas não é bom permanecer fechado. Chega uma hora em que você deve se abrir, voltar a ser receptivo à vida; caso contrário, ficará imobilizado e enfraquecido.

As posturas de Yoga que liberam a tensão acumulada nos quadris combatem a ansiedade, porque destravam e relaxam o tecido corporal ao redor dessa área. Posições de flexão para frente, como quando você se senta e amarra seus sapatos, liberam a tensão dos quadris. Se você ficar flexionado para frente durante algum tempo e se concentrar em respirar lenta e constantemente para as áreas onde sente o alongamento, a energia que prende o medo será liberada de seus músculos.

Chacra da fortaleza da joia (*manipura*)

O segundo chacra é localizado na região do umbigo. Seu nome, *manipura*, significa "fortaleza da joia", e aponta poeticamente para a verdade básica de que você é uma joia. Esse chacra corresponde à autoestima e autoimagem, que todos nós sabemos ser facilmente distorcida, porque nos esquecemos de quem somos. Como isso é muito importante, nós o repetimos: você é mais precioso do que imagina, as experiências não alteram sua essência. Quando você se lembra desse fato, digere mais facilmente as experiências de vida, e quando não as digere, esse chacra é bloqueado, o que leva a autoestima baixa e dificuldade em aceitar mudanças.

Há dois tipos de posições que atuam na área do ventre, ou central. As posições que fortalecem os músculos abdominais e reforçam esse chacra são benéficas se sua ansiedade provém de uma sensação ou ideia de que simplesmente não pode lidar com a vida. A sensação de força resultante acaba com essa crença. Igualmente importantes são as posições giratórias, em que você vira sua espinha primeiro em uma direção e depois na outra, como quando se vira para olhar para trás antes de sair com seu carro de um estacionamento. O giro move a energia através da área de seu sistema digestivo. Isso o ajuda a "digerir" experiências, como digere alimentos, assimilando o que pode e expulsando o que não pode. Se você trabalha com esse chacra, a sensação de resiliência resultante é um ótimo antídoto para a ansiedade causada por experiências não processadas.

Chacra não tocado (*anahata*)

O terceiro chacra é o *anahata*, localizado na base do esterno, perto do coração. *Anahata* significa "o som não tocado". Esse chacra está ligado ao coração, aos pulmões, ao baço e à espinha torácica, e reflete questões emocionais. Constrições nesse chacra podem se revelar como insegurança, nervosismo, ansiedade e uma natureza excessivamente crítica. Abri-lo lhe dá coragem para seguir seu guia interior e lhe devolve a disposição de correr riscos emocionais com outras pessoas e se sentir plenamente vivo como ser humano.

Como o medo pode fazer você fechar seu coração, é vital mantê-lo compassivamente aberto, porque um coração fechado lhe rouba a felicidade que advém de amar. Posturas de flexão para trás abrem e erguem seu peito, de um modo parecido com quando você sai para o ar livre para olhar para o céu noturno, colocando as mãos nos quadris e inclinando a cabeça para trás para ver as estrelas diretamente acima. Essas posturas, que esticam seus ombros para trás e expõem o coração, aliviam o sofrimento e abrem espaço para vida nova. As posturas de flexão para trás suaves combatem a ansiedade causada por qualquer crença ou experiência que o tenha convencido de que não pode amar ou ser amado.

Qualidades da prática de Yoga

Como você pratica as posturas é tão importante quanto as posturas que adota. A seguir, há dois estilos de prática que têm resultados muito diferentes. Dependendo de como você carrega a ansiedade e do que está acontecendo em sua vida atual, pode achar uma dessas abordagens mais útil para a redução da ansiedade.

Purificando e refrescando

Como a ansiedade acelera o corpo e a respiração, as posturas próprias para ansiedade geralmente se concentram em esfriar o corpo e desacelerar a respiração. Portanto, é útil se mover devagar, respirar confortavelmente e deixar seu corpo relaxar pouco a pouco enquanto você pratica suas posições. Pense em como é refrescante um cochilo à tarde ou descansar no meio de uma caminhada montanha acima. Ambas as atividades o acalmam e renovam. No Yoga, as técnicas de purificação incluem prolongar gradualmente a expiração, fazer uma breve pausa após expirar, fechar os olhos durante as posições, fazer revigorantes flexões para frente, inversões (ou posições de cabeça para baixo) e alguns giros da espinha dorsal sentado ou em supino. Isso reduz a agitação e tensão no corpo e desacelera a respiração.

Expandindo e aquecendo

Às vezes, o calor e o esforço são necessários para dissolver a tensão. Tensão presa há muito tempo pode precisar de igual força para ser liberada. Provavelmente você já ficou tão estressado que teve de ir para o ar livre correr ou realizar outra tarefa que exigisse esforço físico. Simplesmente tinha de usar toda a energia contida.

No Yoga, as técnicas de expansão incluem manter os olhos abertos durante as posições, mover-se rapidamente e ficar em posições em pé que aumentam a resistência e em posições vigorosas que energizam, como flexões para trás. Se você carrega muita tensão muscular, pode se beneficiar começando sua prática com posturas que exigem força e resistência. Depois de aquecer os músculos, o que dissolve a tensão, você pode relaxar em posturas mais calmantes.

Respiração e as posturas

Seja qual for a forma de praticar suas posturas preferidas, lembre-se de ficar atento à sua respiração. Muitas pessoas dizem que o que mais levam das aulas de Yoga para suas vidas diárias é a capacidade de respirar profundamente e se concentrar na respiração quando estão estressadas. Se você assumir posturas de Yoga sem prestar atenção à sua respiração, só obterá benefícios parciais. Na verdade, pode ser útil fazer um cartaz que diga: "Respire", e pendurá-lo na sua frente para ajudá-lo a se conscientizar de sua respiração enquanto faz a prática.

Apoios e as posturas

Nós recomendamos experimentar as posturas deste capítulo antes de investir em apoios. Você pode facilmente substituir apoios formais por itens comuns em sua casa. Usar apoios pode melhorar muito a qualidade de sua experiência com as posições de Yoga. Tipicamente, os apoios consistem em tapete, bloco e manta, e para o Yoga restaurador acrescente uma almofada. Contudo, você não precisa de nada para praticar essas posturas de Yoga para ansiedade. Um cinto longo e flexível ou uma gravata serve como uma faixa. Um catálogo de telefone grosso ou uma toalha de banho dobrada serve como um bloco. Você pode usar uma toalha de praia grande no lugar da esteira e dois travesseiros funcionarão como a almofada. Antes de começar sua prática diária de ássana, tenha seus apoios ou substitutos perto para não ter de interromper o exercício para buscá-los. Então, quando seu empenho aumentar, talvez deseje comprar um tapete de Yoga e outros itens.

POSTURAS PARA REDUZIR O ESTRESSE

As posturas para reduzir o estresse purificam o corpo porque aliviam tensão e tremores. Vamos começar com uma posição de "mini-intervalo", algo que você já fez instintivamente inúmeras vezes. Embora um ótimo relaxamento, não é uma postura de Yoga formal, mas alivia e pode ser feito em quase todos os lugares. É muito confortador tirar o peso da mente segurando a cabeça com as mãos e fechando os olhos. Em *Yoga as Medicine* (2007, 12), Timothy McCall dá estas instruções: "Mova suavemente a carne entre suas sobrancelhas na direção de seu nariz." Experimente isso e descobrirá que é relaxante puxar suavemente suas sobrancelhas para baixo.

Posição de mini-intervalo

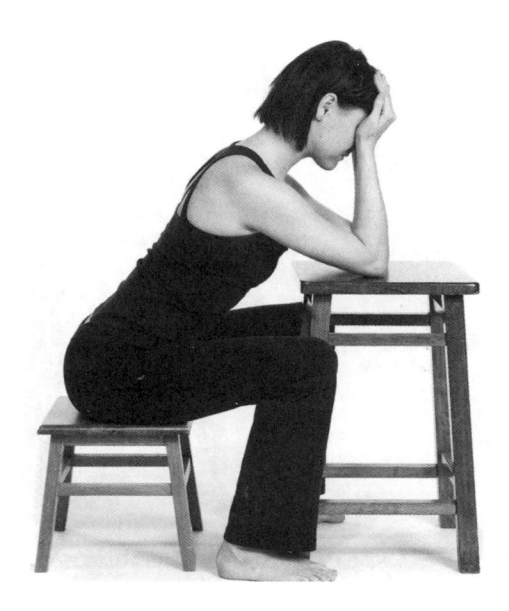

Sente-se de frente para uma mesa ou escrivaninha. Ponha os dois pés no chão. Ponha as mãos na testa, com os dedos segurando a cabeça e as palmas nas sobrancelhas. Coloque os dois cotovelos na mesa ou escrivaninha alinhados com os ombros. Feche os olhos. Aperte a cabeça suavemente para baixo com seus dedos e mova ligeiramente suas sobrancelhas na direção de suas bochechas. Concentre-se em sua respiração e descanse nessa posição durante várias respirações.

Posição de minirrepouso

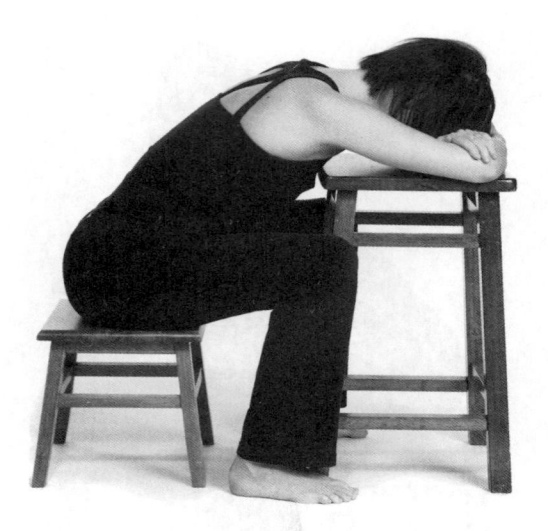

Ponha os antebraços sobre a mesa e descanse a testa nos braços na posição de "mirrepouso". Aperte suavemente suas sobrancelhas na direção de suas bochechas. Concentre-se na inspiração e expiração durante várias respirações.

Posições de flexão para frente

Como são muito calmantes, essas posições são ótimas para reduzir o estresse. Posições de introversão, elas transmitem segurança porque você curva seu corpo sobre ele mesmo. Sua barriga e seu coração ficam protegidos. Elas também alongam os quadris, soltam os músculos da região lombar e abrem a primeira área de chacra. Eis duas posições de flexão para frente que você pode praticar em casa, na sala de descanso de sua empresa ou em seu escritório.

Flexão para frente com as nádegas contra a parede

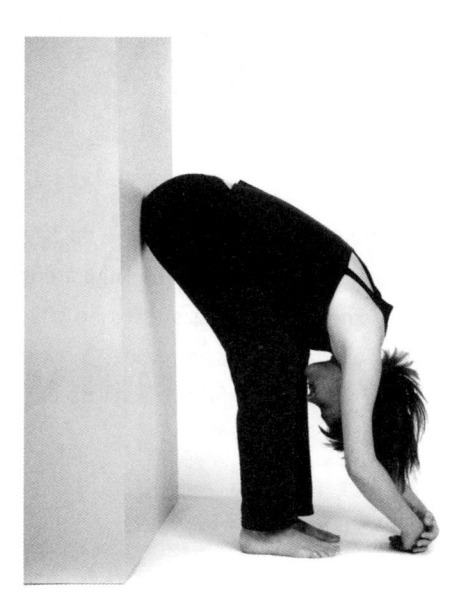

Afrouxe seu cinto e sua roupa ao redor da cintura e do pescoço. Tire os sapatos. Fique ao lado de uma parede, de frente para o centro da sala, com os pés alinhados com os quadris e afastados entre 15 e vinte centímetros da parede. Flexione os joelhos e deixe a cabeça pender na direção do chão. Descanse as mãos no chão ou segure seus tornozelos ou suas pernas. Alternativamente, posicione uma cadeira diante de você e ponha as mãos nela. Concentre-se em respirar de seis a dez vezes. Sinta sua espinha dorsal se alongar e seus quadris e músculos das costas relaxarem.

Flexão para frente sentado

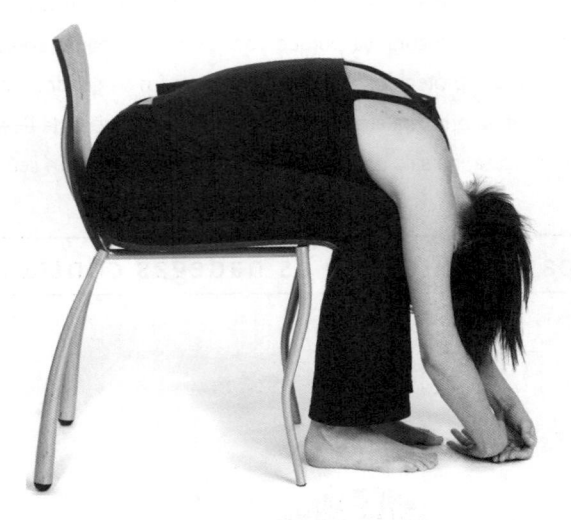

Certifique-se de que sua roupa está frouxa ao redor da cintura e da garganta. Sente-se confortavelmente em uma cadeira e afaste os pés e joelhos na largura dos quadris. Incline-se para frente, descansando seu peito em seu colo e suas mãos no chão. Se seu peito não chegar ao seu colo, coloque um ou dois travesseiros entre eles. Conscientize-se de sua respiração. Respire de seis a dez vezes nessa posição. Sinta o conforto da posição.

POSTURAS DE YOGA QUE CONFORTAM

As próximas três posturas são muito calmantes. Use-as quando se sentir perturbado ou sobrecarregado. Elas têm um efeito purificador e são modos de ser bondoso consigo mesmo.

Posição de conforto para reduzir a perturbação emocional

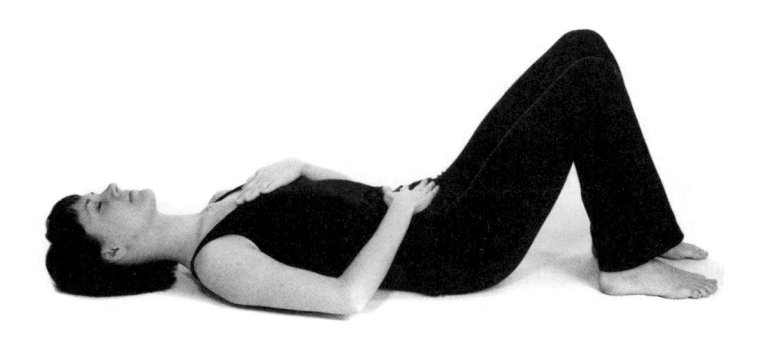

Deite-se de barriga para cima com os joelhos flexionados e os pés no chão, ou em um sofá ou uma cama. Ponha uma das mãos no coração e a outra na barriga. Mova as mãos até encontrar os pontos que parecerem certos para você. Dê tapinhas na barriga para atrair sua atenção para essa área. Agora dê tapinhas no coração ou o esfregue para se conscientizar da área cardíaca. Note a superfície em que está deitado; sinta onde suas costas a tocam. Sinta as sensações de suas mãos em seu corpo. Respire fácil e plenamente enquanto repousa nessa posição. Permaneça nela até se sentir calmo.

Se quiser, passe para a próxima postura. Ela suaviza os músculos ao redor da espinha dorsal, alonga os músculos ao redor dos quadris e alivia a tensão dos músculos da região lombar.

Postura restauradora para fadiga emocional

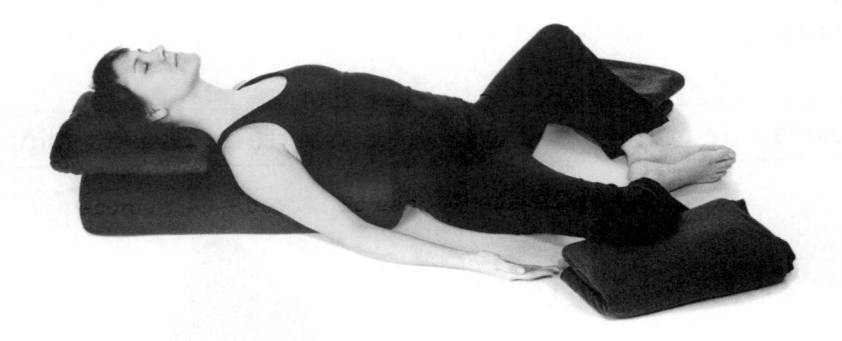

A postura restauradora para fadiga emocional, também conhecida como "supino apoiado em ângulo fechado", não só transmite segurança como também se concentra no primeiro e terceiro chacras, abrindo suavemente os quadris e músculos ao redor da área cardíaca. Você precisa de um travesseiro comprido e três mantas. (Uma ou duas almofadas de sofá e três toalhas de praia funcionam bem.) Ponha uma manta dobrada em uma das extremidades do travesseiro. Deite-se sobre o travesseiro, descansando a cabeça na manta e as nádegas no chão. Junte as solas dos pés, separe os joelhos e coloque uma manta dobrada sob cada joelho. Descanse as mãos, com as palmas para cima, ao lado do corpo. Ajuste as mantas para seu conforto. Feche os olhos. Descanse e relaxe. Permaneça nessa posição por vários minutos. Concentre-se no ritmo de sua respiração ou recite seu mantra.

Posição de proteção ou do bebê feliz

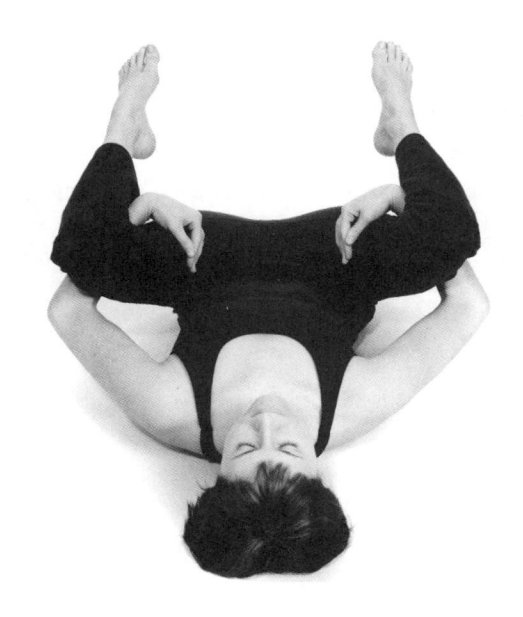

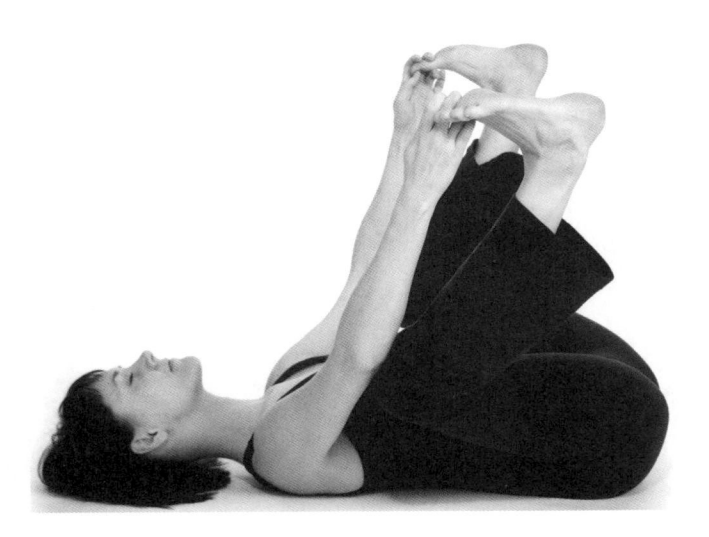

Nessa posição você abre suavemente os quadris e, portanto, se concentra na área do primeiro chacra. Deite-se de barriga para cima. Flexione os joelhos na direção do peito. Ponha os braços ao redor das pernas e as abrace junto ao peito. Permaneça assim e deixe a região lombar se acostumar com a posição. Afaste os joelhos do peito, na direção das axilas. Aperte seus dedões dos pés com seus dois primeiros dedos e polegares. Alternativamente, ponha os braços ao redor da parte de trás das coxas ou posicione uma faixa ao redor das coxas e segure a faixa com as mãos. Acalme-se nessa posição. Permaneça assim por vários minutos e fique atento à sua respiração. Se isso for confortador, prolongue gradualmente algumas expirações.

FLUXO DE YOGA AQUECEDOR

Se você se sentir tenso e precisar se aquecer para dissolver tensão muscular persistente, experimente fazer uma série de aquecimento usando a postura de preparação da ponte. Você pratica a postura da ponte com as mãos do lado do corpo e a postura de preparação da ponte com as mãos acima da cabeça.

Fluxo de postura da ponte

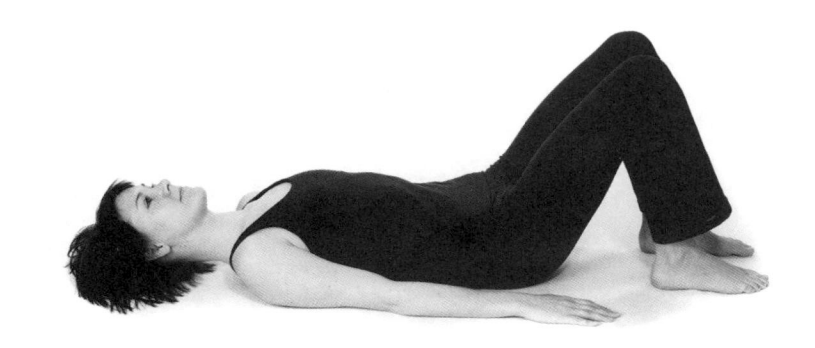

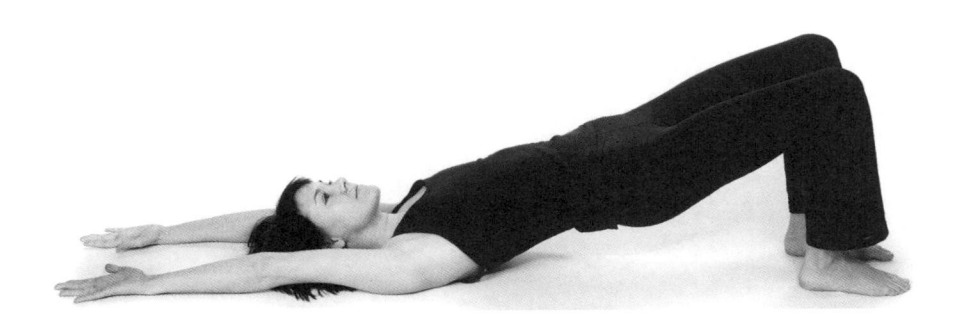

Deite-se de barriga para cima com os braços ao lado do corpo, flexione os joelhos e coloque os pés no chão afastados na largura dos quadris e a uns vinte centímetros deles. Mantenha os joelhos alinhados com os pés. Ao inspirar, aperte os pés para baixo, abaixe o queixo na direção do peito e erga os quadris, formando uma ponte lisa dos ombros aos joelhos. Erga as mãos acima da cabeça. Ao expirar, volte à posição inicial. Abaixe as mãos para os lados de seu corpo. Repita essas duas posições.

Coordene seus movimentos com sua respiração. Erga os quadris ao inspirar e os abaixe ao expirar. Ao erguê-los, comece nos quadris e suba vértebra a vértebra. Ao abaixá-los, vá relaxando a espinha, da parte superior para baixo. Faça essa sequência por seis ou mais vezes, até seus músculos se aquecerem e você se sentir menos tenso.

Agora você está pronto para as cinco posturas fáceis.

UMA PRÁTICA DE YOGA DIÁRIA PARA A ANSIEDADE: AS CINCO POSTURAS FÁCEIS

A prática a seguir acalma o corpo e a mente. Embora essas cinco posturas fáceis ajudem a aliviar um episódio particular de ansiedade, destinam-se a ser uma base para a prática diária. Se você for novo no Yoga, essas são ótimas posições para começar. São agradáveis e não exigem um bom condicionamento físico para serem praticadas. Demoram menos de 15 minutos, por isso não exigem muito tempo. Contudo, você tem de praticá-las para obter benefícios. Se não conseguir ficar em algumas das posições, simplesmente pule-as. Concentre-se nas outras em vez de tentar forçar seu corpo a fazer algo que não consegue.

Essas cinco posturas são relativamente fáceis para a maioria dos corpos saudáveis.

Postura fácil 1: Postura da ponte

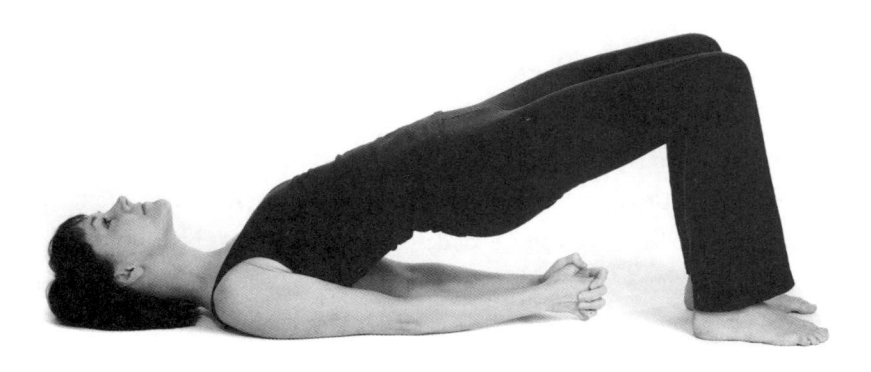

Deite-se de barriga para cima com as mãos estendidas ao lado dos quadris e as palmas viradas para cima. Flexione os joelhos e posicione os pés a uns vinte centímetros dos quadris. Mantenha os pés e joelhos afastados na largura dos quadris. Inspire e erga os quadris. Junte bem os ombros. Deixe as mãos descansando no chão ou entrelaçadas. Exerça pressão sobre os ombros e erga o peito. Mantenha-se nessa posição durante seis a 12 respirações. Sinta o esforço em suas nádegas e coxas. Tente delicadamente mover seu peito na direção de seu queixo e deixe seu peito se abrir. Desça e descanse por algumas respirações e depois abrace os joelhos junto ao peito.

Postura fácil 2: Pernas esticadas para cima

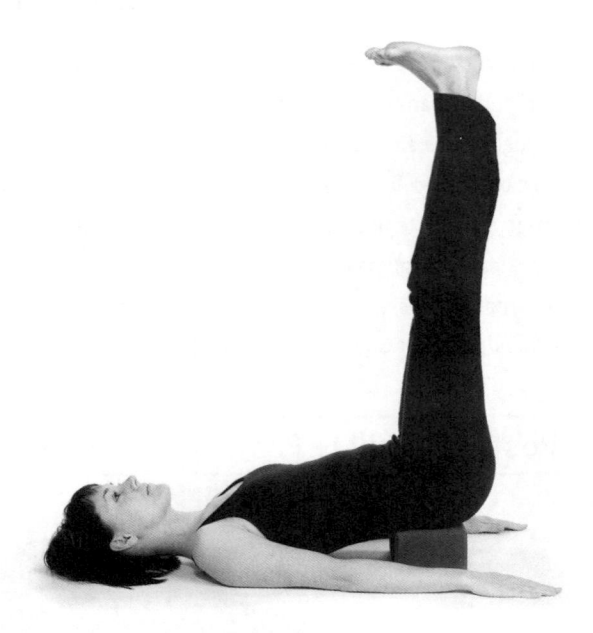

Mantenha os braços ao lado do corpo. Levante as pernas para o ar e permaneça assim por algumas respirações. Depois estenda os braços acima da cabeça, se for confortável; caso contrário, deixe-os ao lado do corpo. Se for desconfortável esticar as pernas, flexione os joelhos e coloque um bloco sob o sacro. Quando você estiver em uma posição confortável, concentre-se no movimento de inspiração e expiração. Mantenha-se nessa posição por seis a 12 respirações. Desça e abrace os joelhos junto ao peito.

Postura fácil 3: Postura do bastão

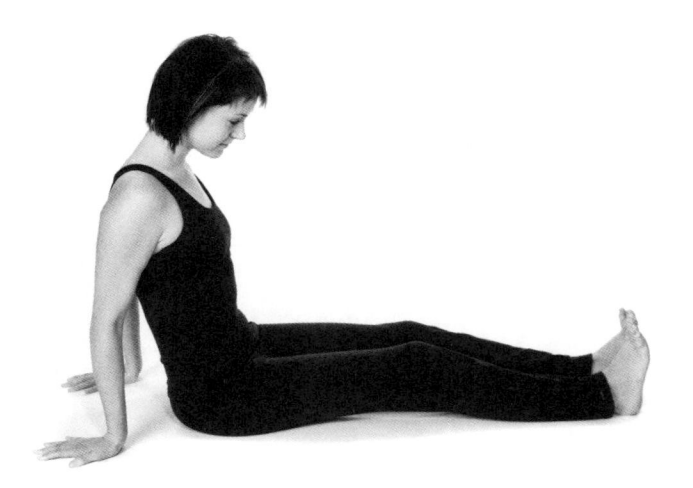

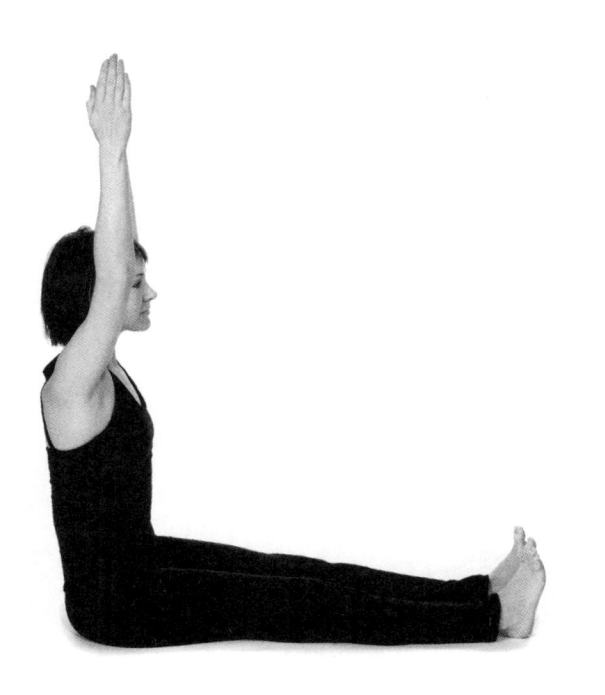

Sente-se ereto. Ponha as mãos atrás dos quadris para apoiar toda a espinha dorsal e abrir o peito. Projete o queixo na direção do peito e olhe para baixo. Permaneça assim ou, se puder, estique os braços acima da cabeça e erga o queixo de modo a poder olhar direto para frente. Concentre-se no ar entrando e saindo enquanto respira. Mantenha-se assim por seis a 12 respirações.

Postura fácil 4:Postura do ângulo fechado

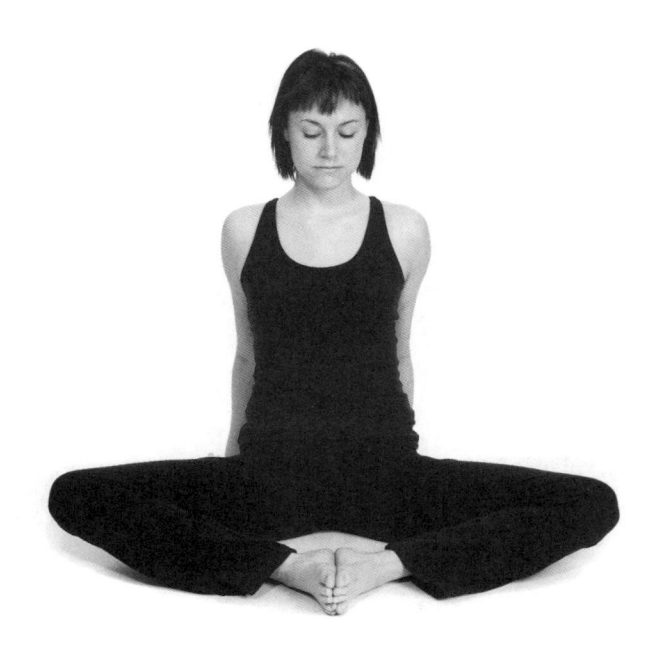

Sente-se com a espinha ereta. Junte as solas dos pés confortavelmente perto da virilha. Ponha as mãos atrás dos quadris para apoiar sua espinha. Abaixe o queixo na direção do peito. Fica assim durante várias respirações.

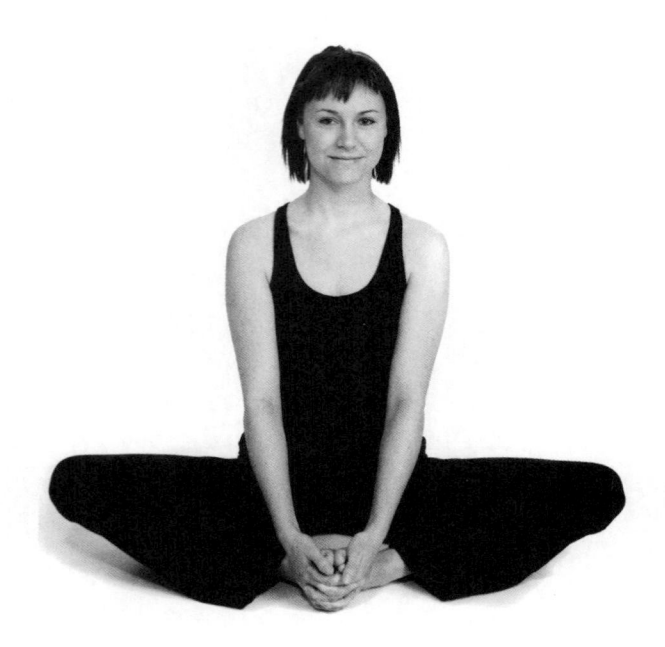

Se isso for confortável, aperte os pés com suas mãos. Ponha o queixo em uma posição neutra e olhe para o chão a alguns centímetros na sua frente ou feche os olhos. Concentre-se no
ar entrando e saindo durante seis a 12 respirações.

Postura fácil 5: Postura da criança

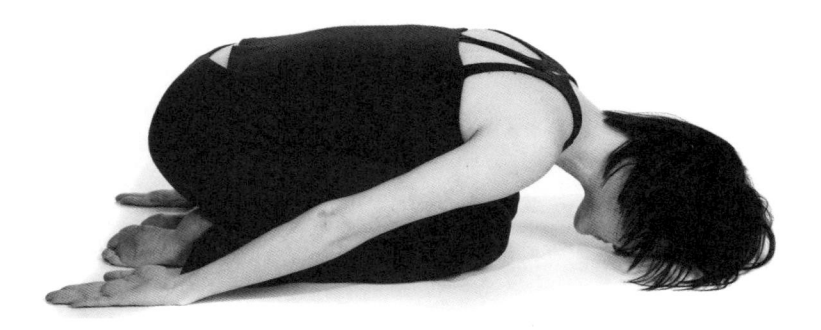

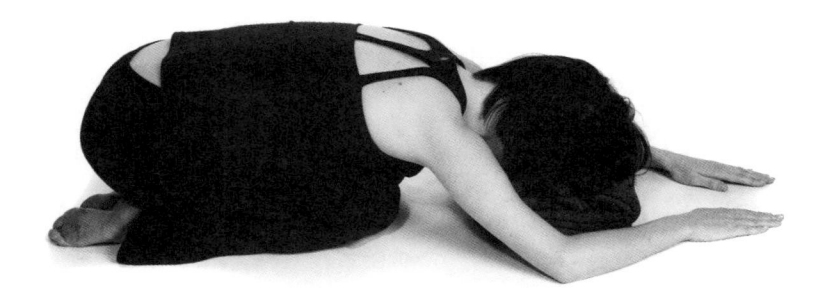

Comece com as mãos e os joelhos no chão. Afaste os joelhos um pouco mais do que a largura dos quadris. Alongue as nádegas para trás, na direção dos quadris e abaixe o peito na direção das coxas. Descanse os braços acima da cabeça ou ao lado do corpo. Se quiser, coloque uma manta dobrada sob sua cabeça para ter apoio. Deixe sua testa descansar na manta ou no chão. Se isso for desconfortável para seus joelhos, enrole e coloque uma manta na parte inferior das pernas, perto dos joelhos, para apoio. Permaneça assim durante oito ou mais respirações. Relaxe e aproveite.

Isso conclui a prática das cinco posturas fáceis. É uma ótima prática de dez a 15 minutos que pode ser suficiente para você, principalmente no início. Se quiser, pode prolongá-la simplesmente repetindo as cinco posições.

UMA PRÁTICA DIÁRIA: AS POSTURAS FÁCEIS MAIS CINCO POSTURAS ADICIONAIS

Para desenvolver gradualmente sua prática, acrescente outras posturas, como é resumido a seguir, totalizando dez posturas. Trata-se de uma sequência modificada das posturas fáceis, começando pela postura da ponte, com instruções para as ássanas adicionais.

Postura fácil I: Postura da ponte

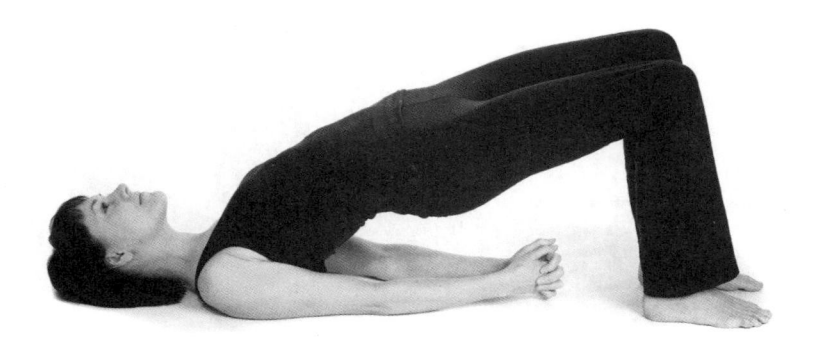

Mantenha-se nessa posição durante seis respirações.

Postura fácil 2: Pernas esticadas para cima

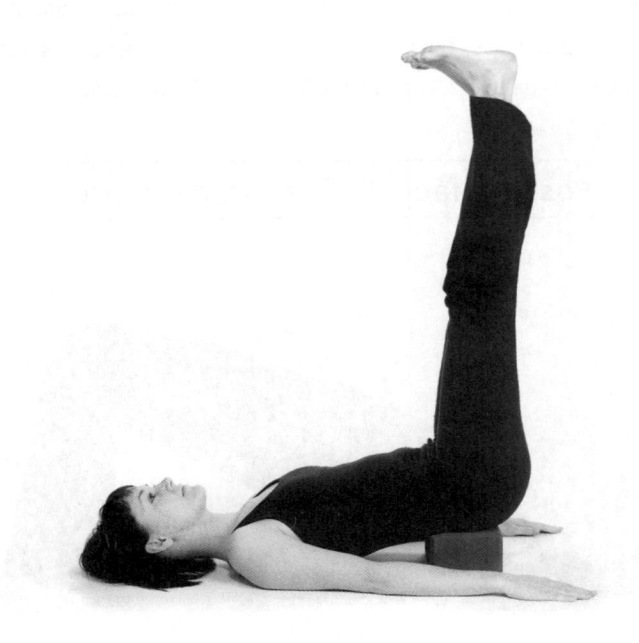

Coloque um bloco sob o sacro para uma maior inversão.

Postura adicional I: Pombo modificado em supino

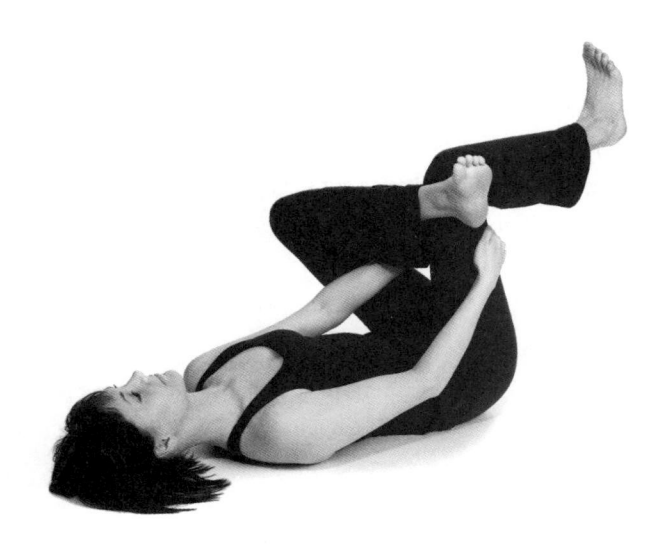

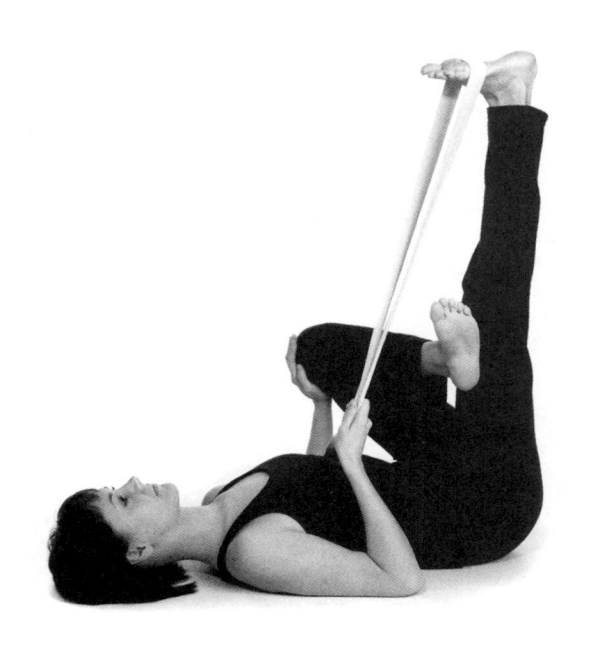

Deite-se de barriga para cima e flexione os joelhos. Ponha os pés no chão. Levante a perna esquerda e cruze o tornozelo esquerdo sobre a coxa direita. Traga o joelho direito a meio caminho do peito e aperte as duas mãos ao redor da coxa direita. Se suas mãos não chegarem à sua coxa, ponha uma faixa em torno da coxa direita e segure a faixa com as duas mãos. Traga o joelho direito para o peito e empurre suavemente o joelho esquerdo. Sinta o alongamento no quadril esquerdo. Se estiver confortável, permaneça assim. Caso contrário aprofunde o alongamento esticando a perna direita. Segure sua perna ou seu pé com as mãos ou uma faixa. Permaneça assim e concentre-se em sua respiração durante seis a 12 respirações. Concentre-se em prolongar aos poucos sua expiração. Troque de lado. Repita a posição com o segundo lado.

Postura fácil 3: Postura do bastão

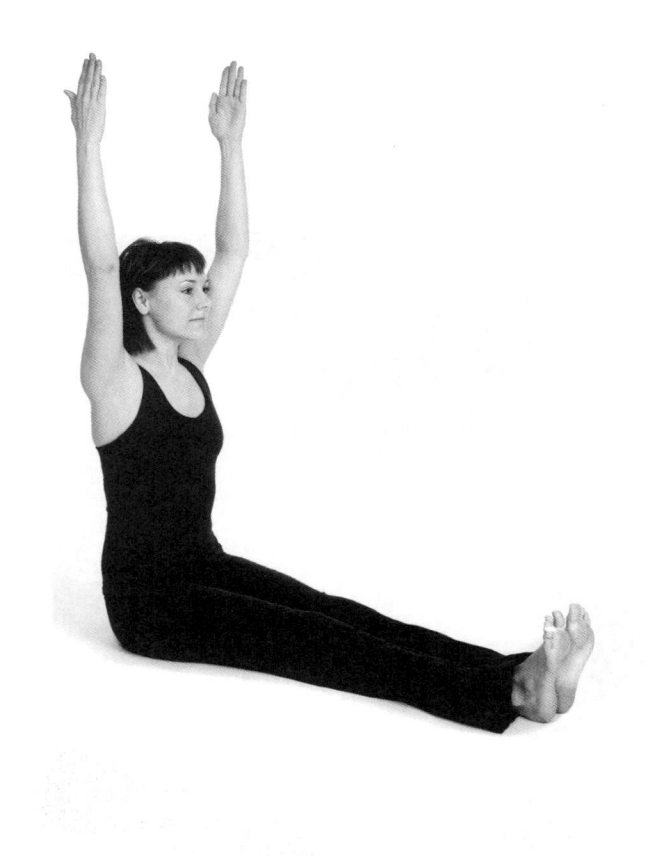

Postura adicional 2: Postura do barco

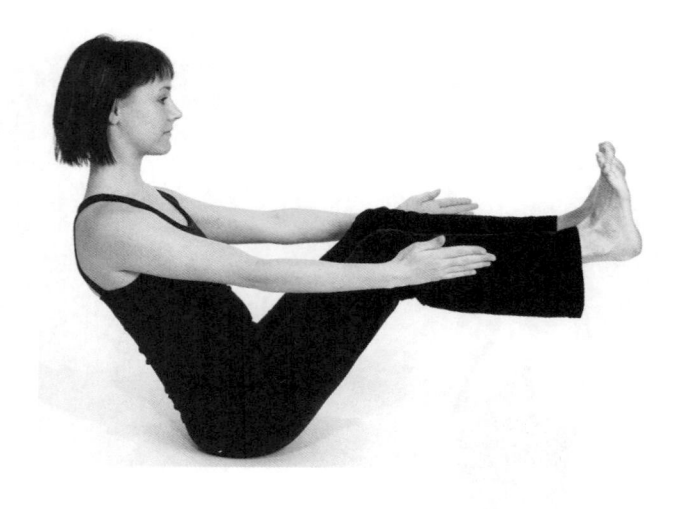

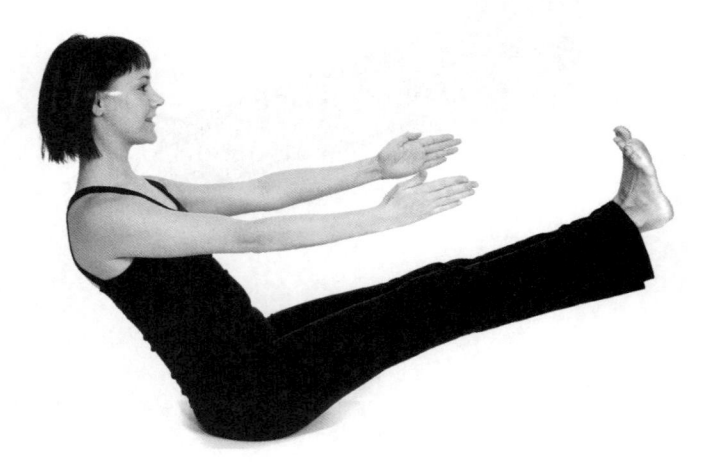

Comece na posição do bastão. Flexione os joelhos e levante as pernas para o ar. Ou, se seus músculos abdominais estiverem fracos, mantenha os dedos dos pés no chão. Equilibre-se em seus quadris. Estenda os braços ao lado das pernas ou segure as coxas com as mãos, se necessário. Permaneça assim e mantenha os joelhos flexionados, ou estique as pernas com os joelhos juntos. Respire plena e profundamente por seis ou mais vezes.

Postura adicional 3: giro da espinha

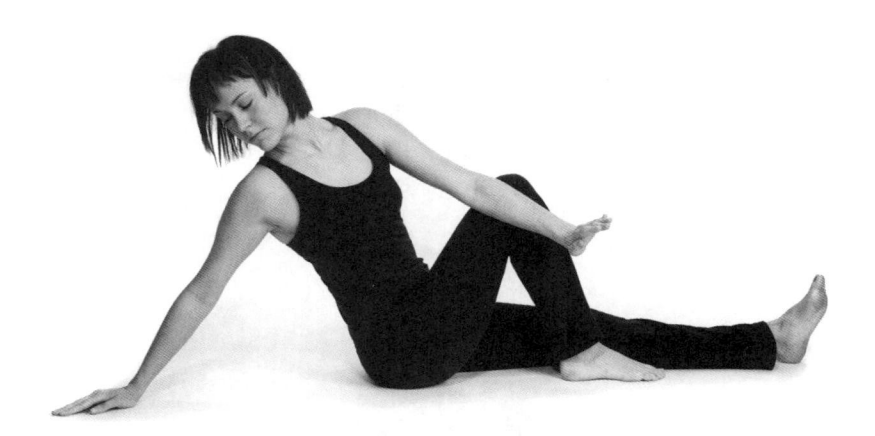

Comece na postura do bastão. Flexione o joelho direito e ponha o pé ao lado do joelho esquerdo. Alongue a espinha e coloque a mão direita uns cinquenta centímetros atrás do quadril direito, com os dedos apontados para longe do corpo. Mantenha sua espinha alongada e reta enquanto se inclina para trás. Ponha o cotovelo esquerdo sobre a coxa direita. Gire sua espinha para o lado direito.

Ao inspirar, alongue sua espinha e, ao expirar, gire-a suavemente. Permaneça nessa posição durante pelo menos 12 respirações lentas. Aprecie as sensações.

Troque de lado e repita essa posição, girando sua espinha para a esquerda. Mantenha-se nessa posição durante no mínimo 12 respirações relaxadas.

Postura fácil 4: Postura do ângulo fechado

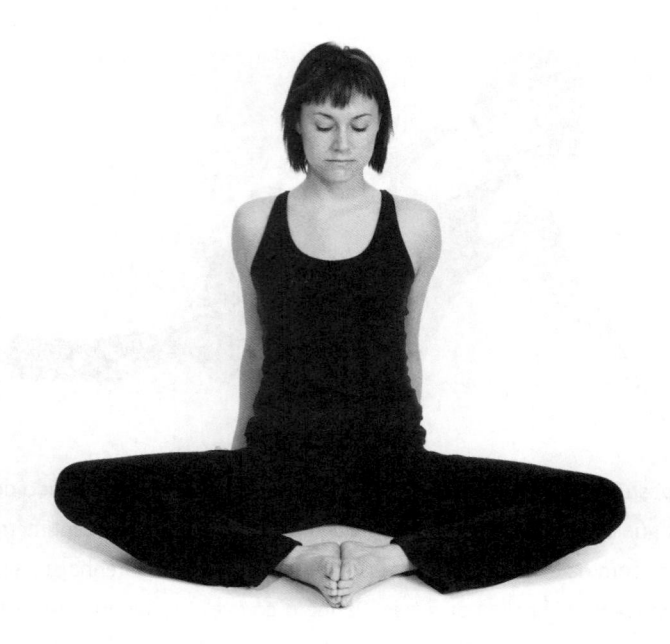

Permaneça nessa postura durante oito a 12 respirações longas e iguais.

Postura adicional 4:Postura da cabeça no joelho

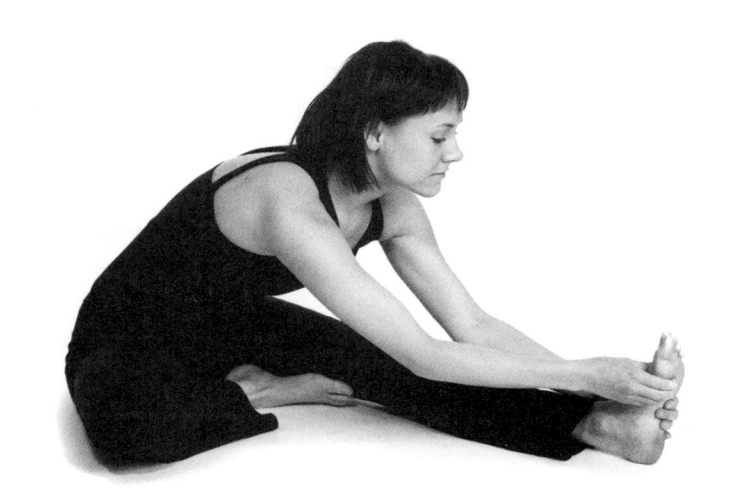

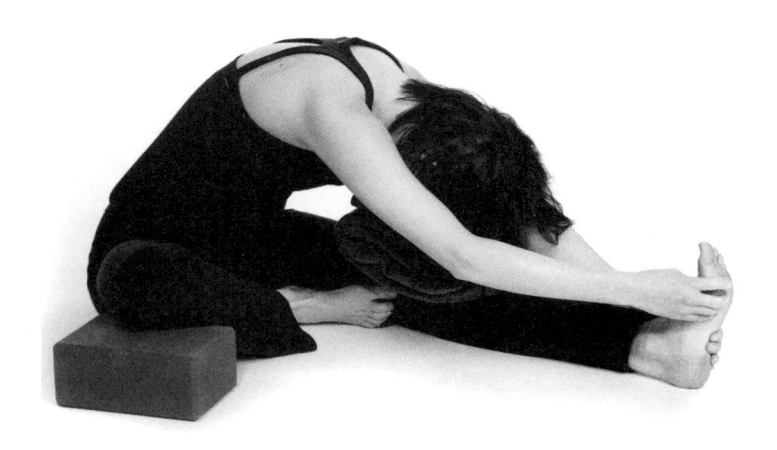

Comece na postura do bastão. Traga o pé esquerdo para a coxa direita e coloque a sola do pé na parte interna da coxa. Descanse a perna direita no chão. Flexione o joelho direito a menos que tenha músculos de quadril e perna flexíveis. Erga os braços acima da cabeça para alongar a espinha e depois incline o peito para frente e abaixe as mãos para segurar a coxa, a parte inferior da perna ou o pé. Respire e sinta o alongamento. Permaneça nessa posição durante oito a 12 respirações rítmicas e estenda a perna direita lentamente, como seu corpo permitir. Aprecie a postura. Troque de lado. Traga o pé direito para a coxa esquerda e repita a postura no segundo lado.

Você pode pôr uma manta dobrada na perna estendida para descansar sua testa nela, ou pôr um bloco sob a perna flexionada para apoiar sua coxa e seu joelho.

Postura fácil 2 (repetida e modificada): Pernas na parede (esticadas para cima)

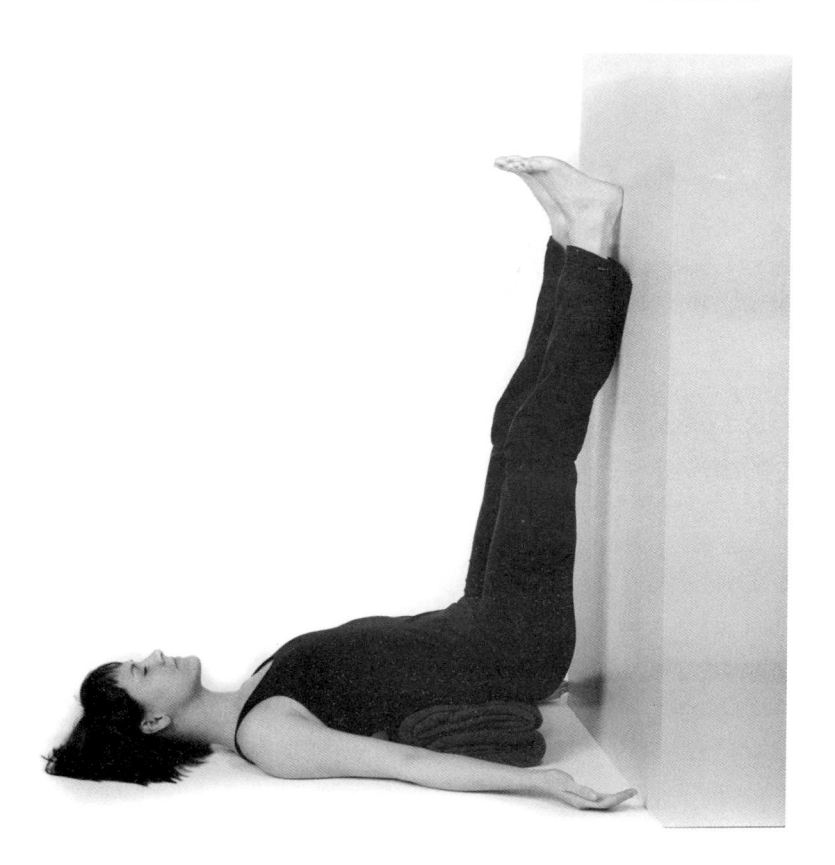

Ponha uma ou duas mantas dobradas a uns vinte centímetros da parede. Sente-se perto da parede com seu lado direito de frente para ela e as nádegas posicionadas perto da manta. Deite-se com o sacro apoiado nas mantas. Levante e encoste as pernas na parede. Fique confortável. Relaxe e aproveite. Permaneça nessa posição durante no mínimo 15 respirações.

Postura adicional 5: Postura do cadáver

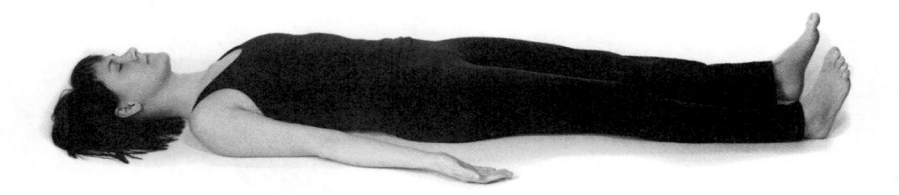

Deite-se de barriga para cima. Flexione os joelhos e nivele a região lombar com o chão. Estique as pernas no chão separadas pela largura dos quadris. Abra os braços estendidos para baixo, com as palmas das mãos viradas para cima. Deixe suas costas relaxarem e seu corpo se fundir com o chão. Fique confortável. Se for preciso, ponha uma manta enrolada sob os joelhos para reduzir a tensão na área lombar e ponha uma manta dobrada sob a cabeça para reduzir a tensão nos ombros ou pescoço. Respire profunda e conscientemente algumas vezes. Sinta seu corpo da cabeça aos pés. Conscientize-se de estar em seu corpo. Acompanhe o movimento ascendente e descendente de sua respiração. Aprecie a quietude e relaxe. Permaneça assim por cinco a dez minutos.

EXERCÍCIOS DE RESPIRAÇÃO

Depois de completar sua prática de Yoga, é provável que se sinta revigorado. Esse é um ótimo momento para realizar um breve exercício de respiração. Isso só demora alguns minutos e as recompensas são muitas. Se você achar que se concentrar em sua respiração causa desconforto, descanse por um minuto. Permaneça em sua zona de conforto.

Respiração ou energia (prana)

Prana é uma palavra com muitos significados. De forma simples, significa "respiração ou fôlego", mas também significa "vida", "vitalidade", "vento", "energia" ou "força". Todas essas palavras estão inter-relacionadas porque você precisa de respiração para viver. O Yoga oferece exercícios de respiração para ajudá-lo a alcançar a respiração saudável. Você já sabe que a respiração de ansiedade tende a ser rasa e rápida. O ideal é que a respiração seja lenta e plena, o que você pode restabelecer prolongando suas expirações e aprofundando gradualmente suas inspirações.

Você pode literalmente recondicionar sua respiração para, por mais vezes, respirar profundamente. Passe algum tempo trabalhando com sua respiração e pouco a pouco tenderá a respirar assim, mesmo quando não estiver atento a isso. Comece conscientizando-se de sua respiração como ela é. Depois repita algumas vezes a prática a seguir.

Retenção da respiração

A retenção da respiração é um método para treinar o modo como você respira. Nessa prática, você inspira, retém intencionalmente sua respiração e depois expira. Para tornar isso fácil e suave, coordene sua respiração contando mentalmente. Inspire contando até quatro. Retenha sua respiração contando até dois e expire contando até quatro. Faça isso algumas vezes, até que sua respiração fique gradualmente mais profunda. Depois inspire contando até seis, retenha contando até três e expire contando até seis. Repita algumas vezes, desde que esteja relaxado. Depois interrompa seus esforços e simplesmente se sente e aprecie estar consciente das sensações agradáveis de respirar por algumas vezes.

Este é um exercício suave, portanto relaxe e não se force. Ao primeiro sinal de desconforto, pare e relaxe. Isso não visa aumentar a tensão. O objetivo é uma respiração lenta e rítmica e uma tensão decrescente.

Respiração alternando as narinas

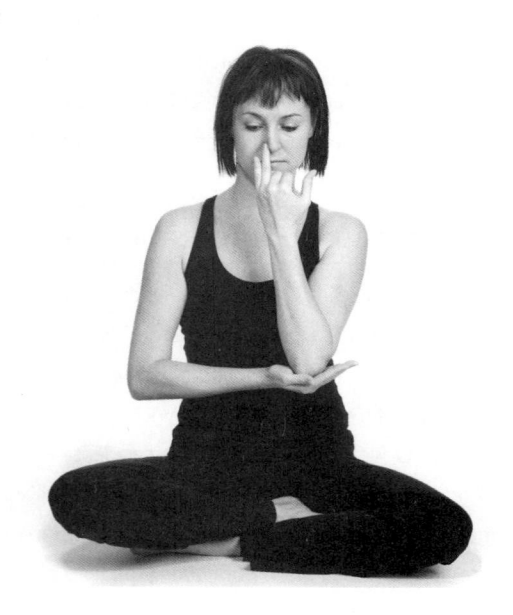

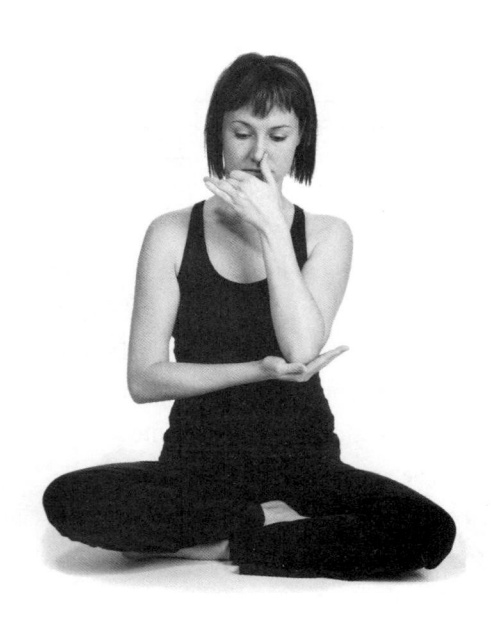

Esteja ou não consciente de seu ciclo nasal, você tem um. Sua respiração se alterna entre a narina direita e a esquerda durante todo o dia e a noite. Confira você mesmo. Tampe sua narina esquerda e inspire e expire pela direita. Agora tampe sua narina direita e inspire e expire pela esquerda. Provavelmente notará que está inspirando mais por uma narina do que por outra.

A respiração pela narina direita é aquecedora e energizante. A respiração pela narina esquerda é refrescante e revigorante. Respirar principalmente pela narina direita desencadeia a resposta de luta ou fuga do sistema nervoso simpático, e respirar principalmente pela narina esquerda desencadeia a reação de relaxamento do sistema nervoso parassimpático. Acredita-se que a prática iogue de respiração alternando as narinas equilibra os sistemas simpático e parassimpático, assim como sua energia geral. Essa é uma prática suave. Se você a achar estressante, descanse.

Sente-se confortavelmente. Ponha a mão direita perto do nariz. Tampe delicadamente a narina direita com o dedo polegar e inspire pela esquerda. Solte o polegar, cubra levemente a narina esquerda com seus últimos dois dedos e expire pela direita. Agora inspire pela narina direita. Solte os dois dedos, cubra a narina direita com o polegar e expire pela esquerda. Isso é um ciclo da respiração. Repita alguns ciclos. Note o efeito calmante.

Penetração refrescante

Eis uma prática de respiração para você realizar quando estiver estressado ou tenso. É um ótimo mini-intervalo para o estresse. Como a respiração de ansiedade é principalmente pela narina direita, você pode estimular a resposta ao relaxamento inspirando algumas vezes exclusivamente pela narina esquerda e expirando pela direita. Depois volte a respirar normalmente e se conscientize do movimento de sua respiração. Aprecie o simples ato de respirar.

Conclusão

Você pode usar as posturas de Yoga individualmente, quando necessário, para aliviar a aflição, ou agrupá-las em uma prática diária para abrir e relaxar seu corpo, recuperar sua capacidade de amar e desenvolver força pessoal. Realizar uma prática cuidadosamente escolhida em menos de 15 minutos não só acalma o corpo como também aumenta o fluxo de energia através dele. Para maximizar os benefícios do exercício, concentre-se em sua respiração enquanto se mantém nas posturas. Isso aumenta sua capacidade de se concentrar, põe sua atenção em seu corpo e o faz se conscientizar do momento presente. Acrescente alguns minutos no final de sua sessão para recondicionar sua respiração. Com o passar do tempo os benefícios de uma prática diária aumentam enquanto seu corpo libera estresse acumulado e relaxa. Um corpo saudável não só parece maravilhoso como também aquieta a mente e lhe permite se concentrar no que realmente é importante para você.

Capítulo 7

Meditação e plena atenção para a ansiedade

A oração centralizadora, um método de meditação, é uma busca de um verdadeiro relacionamento com Deus, ou a Realidade Máxima. Dedique tempo todos os dias a estar consigo mesmo, por respeito a si próprio. Neste mundo tumultuado, barulhento e ativo, você precisa ficar em contato com seu eu mais profundo, além da consciência psicológica comum que o preocupa.

— Padre Thomas Keating

Meditar é dedicar um tempo tranquilo a se sentar; concentrar sua atenção na respiração, no mantra ou na quietude; e testemunhar seus pensamentos. Quando você se pegar pensando, simplesmente volte a se concentrar em sua respiração, seu mantra ou no silêncio de dentro ou ao redor de você. Depois de algum tempo os pensamentos diminuirão, pelo menos por alguns momentos, e quando isso acontecer se sentirá tranquilo. Toda ansiedade começará a desaparecer. Se você medita como uma prática espiritual, como ensina o padre Thomas Keating, esses momentos de quietude são para se conectar com a consciência mais elevada.

A meditação torna você mais consciente do que acontece em seu corpo e sua mente, e o ensina a se conscientizar da vida no momento presente. Ajuda-o a testemunhar e identificar padrões de pensamento que contribuem para a ansiedade. E como o orienta no momento presente, a meditação o nutre e conforta como apenas estar no agora pode fazer. Para você poder observar sua mente e não se perder no passado ou futuro, exercícios de meditação dão à sua atenção algo em que se concentrar. E, nos momentos em que sua mente está quieta, você está consciente da quietude e experimenta paz interior.

Desligamento dos sentidos

Uma forma de se concentrar é prestar atenção a apenas um dos sentidos. Um modo simples de fazer isso é fechar os olhos e apertar as aberturas dos ouvidos com seus polegares, interrompendo sua audição. Cantarole suavemente e ouça o som de seu cantarolar. Esse simples exercício concentra sua consciência no que você ouve. Ao fazê-lo, você estreita sua atenção e se desliga do mundo ao redor. Como assimilamos informações do mundo exterior através de nossas capacidades sensoriais, desligar-se dos sentidos significa evitar múltiplas informações sensoriais ativas. A restrição pode ser a uma informação sensorial, como olhar para uma vela acesa, ou a várias informações sensoriais. Você começa sua meditação clássica evitando visões, sons, cheiros e atividades. É por isso que as instruções para meditar começam com "sente-se em um lugar tranquilo e silencioso".

Ficar acordado na cama à noite é parecido com meditar com os olhos fechados. Durante a noite, o mundo ao seu redor está tranquilo e silencioso, em repouso. O quarto está escuro e sua consciência se afasta do ambiente ao redor. Você experimenta o desligamento de seus sentidos. Contudo, ainda pode ter todos os tipos de experiências. Talvez sua mente produza pensamentos, surjam emoções e você tenha sensações físicas, mas alguns minutos depois, você continue deitado desperto, contente e tranquilo. Embora tanto meditar quanto descansar na cama sejam momentos de poucas informações sensoriais, têm objetivos diferentes. Quando você se deita na cama, seu objetivo é dormir e ficar inconsciente, enquanto quando se senta para meditar, seu objetivo é ficar desperto e consciente.

Quando você está sonolento

Você pode se sentir sonolento durante a meditação porque o sono está muito associado ao desligamento sensorial. Não fique desmotivado se isso acontecer, pois pode indicar que precisa de mais sono. Veja o que ocorre quando simplesmente testemunha a sonolência. Talvez descubra algo interessante sobre si mesmo e, se adormecer, isso não será um grande problema. Mais cedo ou mais tarde, acordará de novo. Outra opção é meditar com os olhos abertos, olhando tranquilamente para o chão ou algum objeto, porque olhos abertos estão associados à vigilância.

Concentração

Quando você se concentra, dirige sua atenção para algo específico. Como um raio laser, você se foca visando permanecer concentrado. Concentração envolve intenção e é o oposto da atenção desviada ou distraída. Os iogues do Oriente ensinaram que um estágio preliminar da meditação é instruir a mente a se ocupar com um único foco. Desenvolver a capacidade de se concentrar exige algum treino, mas os benefícios valem o esforço, porque a concentração acalma a mente inquieta, o que é um ótimo remédio para a mente que pula de uma preocupação para outra.

Você se prepara para a concentração sentando-se em um quarto silencioso. A ausência de estímulos externos torna mais fácil treinar a mente a ter apenas um foco. O próximo passo é dar à sua atenção algo em que se concentrar. Respiração e mantra são duas ótimas escolhas para concentração. Respirar é essencial à vida, e o mantra o alinha com a consciência mais elevada. Experimente ambas opções para descobrir qual prefere. O mais provável é que você gravite na direção de uma. Escolha a que funcionar naturalmente para você. Torne sua prática agradável para não desejar evitá-la.

Concentração consiste em focar, descobrir quando você não está focado e voltar ao foco desejado. Ter algo em que se concentrar é como ter uma âncora que o mantém no momento presente. Quando você perceber que está distraído, volte sua consciência para aquilo em que estava concentrado, e ficará novamente alerta e consciente. Isso é como dizer: "Opa, eu me distraí, e aqui estou de novo."

Concentrando-se na respiração

Concentrar-se na respiração é maravilhoso, porque pôr sua atenção nela tende a desacelerá-la, o que produz a reação ao relaxamento. Além disso, você respirará enquanto viver, por isso a respiração está prontamente disponível. Você pode prestar atenção a ela sempre que quiser. Concentrar-se na respiração enquanto medita o treina a ter mais consciência de sua respiração em geral. Isso tem dois efeitos: sua respiração se normaliza, tornando-se mais rítmica, e você se vê tendo consciência dela durante todo o seu dia. Literalmente começa a experimentá-la como um amigo íntimo, sempre presente.

Não há um só modo de sintonizar sua consciência com sua respiração. Experimente para descobrir um que pareça certo para você. Uma sugestão é que, se você for novo na meditação, talvez ache confortador concentrar sua atenção no movimento do ar entrando e saindo de suas narinas. As narinas são uma área distinta e específica em que se concentrar. Suas aberturas ficam na superfície da pele e se concentrar nessa área pode parecer seguro, se você se sentir desconfortável ao sintonizar-se com sensações dentro de seu corpo.

Você também pode focar sua consciência na respiração em sua área peitoral, dentro de seu corpo. Preste atenção ao movimento das costelas. Sinta-as se expandindo quando inspira e se contraindo quando expira. Outro modo é focar exclusivamente no abdômen. Sinta-o subindo e descendo em resposta à sua respiração. A área abdominal é mais larga e menos distinta do que as narinas, e envolve um foco difuso e suave. Alternativamente, talvez você aprecie acompanhar toda a jornada da respiração para dentro e fora do seu corpo.

Concentrando-se em um mantra

Concentrar-se em um mantra é igualmente maravilhoso. Quando você enche sua mente com as palavras e os sons da consciência mais elevada, alinha-se com a sabedoria, o amor e a paz, o que acalma seu corpo e sua mente e amplia sua perspectiva. Repita silenciosamente sua palavra favorita para o que é divino, como a palavra hebraica *abba*, que significa "pai", ou use uma palavra que represente uma qualidade espiritual, como "misericórdia".

Recitar um mantra durante a meditação cultiva a concentração e planta o mantra em sua consciência, onde ele assume uma vida própria. O mantra começa a se recitar, do mesmo modo como a letra de uma música que você ouviu no rádio se repete em sua mente. Se você disser seu mantra diariamente na meditação, ele se plantará em sua mente com raízes profundas. Então ficará com você, como um verdadeiro amigo, dando-lhe o apoio constante de que tanto precisa quando está nervoso.

Algumas pessoas acham que é desconfortável e provoca ansiedade se concentrar na respiração durante a meditação. Se esse for seu caso, escolha um mantra como seu ponto focal. Se estiver ansioso, experimente dizer seu mantra na expiração. Isso tende a prolongar suas expirações, o que produz a resposta ao relaxamento.

Concentrando-se no silêncio

Depois que você tiver adquirido alguma experiência meditando, tente fazê-lo concentrando-se no silêncio. É bastante amável, e pode levá-lo a um estado de paz interior mais profundo. Conforme o padre Thomas Keating descreveu enquanto lecionava em um retiro: é como "sentar no colo de Deus". Você pode querer começar concentrando-se em seu mantra ou em sua respiração até que a atividade mental diminua, e depois mudar sua atenção para o silêncio. Perceba o silêncio fora de você, no cômodo onde estiver e dentro de você, no espaço entre seus pensamentos. Permita-se ficar absorvido no silêncio. Fazer isso o ajuda a se tornar gradualmente confortável com ele, e, com o tempo, vai aprender a amá-lo.

Quando a atenção se desvia

A atenção se desvia, especialmente de volta para seus pensamentos, o que é normal. Os pensamentos são estimulantes e acostumados a ter sua atenção. A atenção é uma criatura de hábitos, e faz o que lhe é familiar. Quando você sente a força de atração do pensamento, percebe o quanto sua atenção é destreinada. Até mesmo na meditação não evocativa os pensamentos mundanos capturam sua atenção, o que o ajuda a avaliar a dificuldade de se desligar de pensamentos assustadores e altamente evocativos.

Durante a meditação, quando você notar que está prestando atenção a pensamentos, redirecione calmamente sua atenção de volta para sua respiração ou seu mantra. Não importa quantas vezes você tenha de fazê-lo, o importante é que o faça. A cada vez que você se reconcentra, fortalece sua concentração.

Testemunhe seus pensamentos e reconcentre-se

Ao meditar, você não faz nada com seus pensamentos além de deixá-los existirem. Afinal de contas, quando sua mente produz pensamentos, só está fazendo o que faz. Sua tarefa é reconcentrar delicadamente sua consciência em sua respiração, em seu mantra ou no silêncio. Deixe seus pensamentos permanecerem sem sua atenção. Fazer isso tem dois efeitos: um é uma sensação de espaço entre você e seus pensamentos. O outro é sutil, porém perceptível: concentrar sua atenção sossega a mente. Ela se torna quieta e contente enquanto você fica sentado lá. Talvez você descubra que até mesmo a consciência de seu mantra ou sua respiração se perde no silêncio quando você entra em um estado meditativo mais profundo de paz.

As técnicas para testemunhar os pensamentos podem ser úteis. Uma bastante popular é deixá-los passarem como nuvens no céu. Comparar pensamentos a nuvens oferece uma ótima perspectiva. Assim como uma nuvem pode ser grande, mas não cobrir todo o céu, seus pensamentos não podem cobrir toda a sua consciência. Parecem fazê-lo, porque são "altos", persistentes e exigentes. Mas não o fazem. Assim que você testemunha sua atividade mental, deixa de ficar absorto nela.

Testemunhar seus pensamentos não é um ato violento

Concentrar-se em sua respiração, em seu mantra ou no silêncio é como voltar para casa, um lugar de tranquilidade — recupere seu foco após descobrir que estava absorto em pensamentos e então, do conforto de seu lar, olhe para os pensamentos que passam como nuvens no céu. Todo o processo é totalmente sem violência. Não há nenhuma necessidade de se pressionar ou repreender. O caminho é a persistência gentil. Vamos ver por quê.

Você aprende observando. Se observar um chef fazendo uma massa para torta, aprenderá o segredo de fazer ótimas massas, como a maneira de transferir a massa enrolada para uma forma. Testemunhar seus pensamentos durante a meditação produz conhecimento sobre eles, desde que você seja uma testemunha benevolente. Aborde um chef com hostilidade e ele tenderá menos a mostrá-lo como fazer tortas. Do mesmo modo, a mente lhe revela seus medos, equívocos e desejos mais profundos quando as condições são seguras. Se você zombar do que sua mente lhe diz, ela poderá retroceder. Acima de tudo, o ato de testemunhar é gentil. Ouça silenciosa e respeitosamente e, com o passar do tempo, tenderá a ouvir seus segredos interiores, como por que tem medo do escuro e pelo que realmente anseia.

Sua mente pensante reage ao testemunho compassivo. Às vezes se torna quieta e descansa enquanto você a vigia. Em outras ocasiões, mostra seus conteúdos: o modo como repete pensamentos, suas fontes de preocupação e o que mais ela quiser que você saiba.

Testemunhar seus pensamentos é relacional

Testemunhar é um relacionamento de permissão e tolerância para com sua mente pensante. Você deixa os pensamentos passarem e, ao mesmo tempo, os vê. Isso é como se sentar perto de um riacho e ver as folhas passarem flutuando. É ficar atento e, contudo, não interferir. Se você começar a revolver as folhas, enlameará a água e perderá sua capacidade de ver claramente. Se você se preocupar com para onde está indo, se tornará ansioso. Quando simplesmente se senta e observa, relaxa e pode descobrir algo sobre como as folhas viajam através da água.

Provavelmente você já contou uma história carinhosa para alguém que realmente prestou atenção. Você se sentiu ouvido, de algum modo visto por essa pessoa. Falar com alguém que lhe dá atenção promove a cura. Quando você testemunha seus pensamentos, lhes dá esse tipo de atenção. Como testemunha, você se põe de lado para ver o que a mente faz. Em vez de se identificar com seus pensamentos, se distancia o suficiente para aprender sobre eles. Fazendo isso, vê a si mesmo.

Testemunhar seus pensamentos cria espaço interno

Desenvolver a capacidade de testemunhar reduz a turbulência de sua vida interior. Você é menos afetado por altos e baixos emocionais, porque além de reagir emocionalmente, se vê reagindo. O mesmo ocorre com seu monólogo mental editorial. Você observa o que diz enquanto o diz, o que cria espaço interno entre o testemunho e o pensamento. Então, após a meditação e ao seguir com seu dia, consegue ver seus comentários como pensamentos, o que lhe dá certo espaço para decidir como quer reagir a eles, ou se precisa reagir. Muitos pensamentos são como filetes de nuvens no céu que são insignificantes e não exigem nenhuma reação.

Como meditar

Escolha um lugar tranquilo e silencioso para meditar. Ponha nele uma cadeira ou almofada de meditação. Designe uma hora do dia para a meditação para poder praticá-la no mesmo horário todos os dias. O início da manhã costuma ser recomendado como uma boa hora para isso, mas qualquer hora adequada para seu estilo de vida, e que o agrade, servirá.

Quando você tiver um momento e um lugar para meditar, comprometa-se a fazer isso diariamente. Mesmo se só dispuser de alguns minutos, dedique tempo à meditação todos os dias. No início, torne-a realmente acessível. Comece aos poucos; sente-se por cinco ou dez minutos. Isso torna sua prática de meditação amigável e possível. Então, com o passar do tempo, aumente gradualmente seu tempo sentado de 15 para trinta minutos, ou mais.

EXERCÍCIO: INSTRUÇÕES BÁSICAS SOBRE MEDITAÇÃO

1. Sente-se confortavelmente com a espinha ereta.
2. Regule um cronômetro para um tempo designado, de cinco a trinta minutos.
3. Dê à sua atenção algo em que se concentrar, como a respiração ou um mantra.
4. Não se esforce para aquietar a mente. Se sua atenção se desviar para pensamentos, apenas a devolva repetidamente para sua respiração ou seu mantra.

Na verdade, a meditação é bastante simples, por isso relaxe e a explore. Talvez ela pareça um pouco intimidadora e você se preocupe em não a estar fazendo direito. Mas com toda a honestidade, desde que você vá para seu lugar de meditação todos os dias e ponha sua consciência em sua respiração ou em seu mantra, você se beneficiará.

Aprendendo a meditar nos momentos de estresse

A ansiedade pode desafiar sua capacidade de se concentrar e minar sua força de vontade. Embora a meditação seja um ótimo remédio nas situações de estresse, pode ser difícil praticá-la nesses momentos, especialmente se você for um novato nela. Portanto, seja gentil consigo mesmo, sente-se por breves períodos e se lembre de que essa é uma prática não violenta. Censurar-se por não conseguir se concentrar direito não é eficaz. É preciso bondade e persistência para concentrar uma atenção fatigada.

Torne seu exercício meditativo simples e acalentador. Comece lendo algumas frases, ou uma frase curta de um texto sagrado ou livro religioso. Nutra-se com as palavras de sabedoria e esperança. Sente-se por alguns minutos e pense sobre o que leu. Então, quando se sentir pronto, regule seu cronômetro para cinco a dez minutos e medite.

Meditar alivia a ansiedade

Quando você sofre de ansiedade, a meditação pode ser sua tábua de salvação. Embora no início possa se atrapalhar um pouco ao usá-la, quando se tornar confortável com a meditação voltará a ela diariamente. A meditação se torna um santuário, um refúgio. Você irá de bom grado para sua cadeira ou almofada, porque conhece seus benefícios.

No mínimo, a meditação é um alívio da agitação. Você dedica tempo a estar consigo mesmo. Ao meditar, geralmente se senta em um espaço silencioso para se dar um intervalo do excesso de estímulo e atividade. Isso o alivia, embora sua mente de vez em quando produza pensamentos. Nos dias em que sua mente estiver barulhenta, concentre-se na respiração ou no mantra, observe o que sua mente está fazendo e aprecie os momentos em que há menos tagarelice mental. Embora algumas sessões de meditação sejam mais agradáveis do que outras, todas valem a pena. Nos dias em que sua mente estiver menos ativa, aprecie seu estado de paz.

Depois que você adquirir um pouco de experiência em meditar, poderá ter acesso ao silêncio interior, mesmo se apenas por um momento. Eis como isso acontece: você começa a praticar do modo como geralmente faz, concentrando-se em sua respiração ou recitando seu mantra, e então tudo se aquieta. Enquanto isso durar, você se conecta com o silêncio. A próxima coisa que percebe é que sua mente produz alguns pensamentos e recaptura sua atenção. Os momentos e minutos em que você cai em um silêncio profundo são felizes, porque nesse espaço silencioso a ansiedade se dissipa e você sente uma incrível paz.

Meditando em seu coração

Quando você precisar de apoio afetuoso, concentre-se em seu chacra do coração. Em *The Heart of Meditation,* Swami Durgananda (2002, 220) diz que o centro do coração é "onde a inspiração vai repousar (...) sob o esterno, dez a 13 centímetros abaixo da clavícula". Nessa meditação, concentre-se na respiração fluindo para dentro e para fora do centro de seu coração. Swami Durgananda o instrui até mesmo a "entrar no espaço dentro do centro do coração. Deixar o espaço interior do coração se expandir com a respiração, se suavizando e ampliando" (128). Você pode se sentar com as mãos em uma posição de oração, pôr a mão direita sobre o coração ou entrelaçar as mãos no colo. Faça o que for confortável e natural. Se quiser, respire bondade para dentro e fora do seu coração. Sinta o calor radiante de seu coração. Conecte-se com a compaixão que sente. Deixe-se envolver no abraço de seu coração. Essa é uma meditação maravilhosa para se confortar.

Ao fazer um projeto de pesquisa, nosso amigo Hal leu em *The Biology of Transcendence*, de Joseph Pearce (2002), que 60% das células do músculo cardíaco são células nervosas (como no cérebro), e nos primeiros momentos após a concepção elas apresentam vida e movimento. Milagrosa e misteriosamente, assumem um ritmo próprio, que mantêm até você morrer. Após completar sua pesquisa, Hal se submeteu a uma cirurgia cardíaca. Depois teve uma sensação de estar "desconectado" de maneiras que nunca havia experimentado. Sabendo que seu coração tinha sido momentaneamente parado durante a cirurgia e que uma máquina coração-pulmão mantivera sua vida, ele se perguntou se, nesse processo, havia perdido contato com a fonte maior.

Durante seu período de recuperação, ele fez meditações do coração e teve uma grande descoberta. Ao meditar, procurou a fonte de seu ritmo cardíaco e visualizou a conexão com essa fonte maior. Após vários dias de meditação, teve experiências fortes de união com o infinito. Você pode querer sentir o mistério de seu ritmo cardíaco para que meditar em seu coração também o conecte com sua fonte original.

Exercício de plena atenção

Você não tem de separar sua prática de meditação de sua vida diária. Pode testemunhar seus pensamentos e se concentrar em sua respiração ou seu mantra sempre que se lembrar. Meditar desse modo durante o dia é chamado de "exercício de plena atenção". Para tornar isso mais claro, vamos definir "plena atenção". Uma definição simples é "aceitação sem julgamentos das coisas quando surgem no momento presente". Isso envolve notar o que está acontecendo dentro e fora de você, para que possa ver as coisas como são.

Um exemplo fácil é relacionar seus pensamentos de preocupação com plena atenção, o que é simplesmente reagir a eles do mesmo modo como faz quando medita. Quando surgir uma preocupação, testemunhe-a e ponha sua atenção em sua respiração. Quando notar um pensamento como: "Ah, não, o que vai acontecer?", reconheça-o como um pensamento e volte seu foco para sua respiração. Tomar fôlego o nutre e reorienta para o que está fazendo e onde está. Respirar intencionalmente o tira de seu transe de pensamento e fornece alívio imediato, porque põe um pouco de espaço entre você e sua preocupação.

Plena atenção, ou testemunhar sem julgar, é uma tarefa de vulto, porque envolve entrar em contato com o que você experimenta momento a momento. Você só pode testemunhar aquilo que se permite ter consciência. Como alguém propenso à ansiedade, você tende naturalmente a querer se desligar ou fugir dela, e agora está sendo aconselhado a entrar em contato com ela, testemunhá-la.

Permitindo o que é

Plena atenção envolve aceitar o que é, e é através dessa aceitação que a ansiedade é reduzida. A aceitação inclui pensamentos, emoções e sensações físicas. É impossível aceitar aquilo do qual você não se permite ter consciência. Vamos aplicar isso à ansiedade. "Permitir" significa consentir, não interferir e se dar permissão para se sentir ansioso. Nós reconhecemos que você não quer se sentir ansioso e provavelmente está sussurrando: "Por que eu desejaria me sentir ansioso?" A resposta é que isso lhe dá o poder de respirar através de sua ansiedade para que a resistência não a intensifique ou o faça ser paralisado por ela. Eis como funciona.

Concentrar-se na respiração o estabiliza, fazendo com que você não se perca na preocupação ou seja esmagado pela ansiedade. Apoiar-se em sua respiração lhe permite testemunhar a ansiedade. A ansiedade pode ser intensa, mas você não é dominado por ela quando se lembra de respirar. Sua respiração é sua companheira constante; deixe-a se estabilizar para poder se concentrar e observar sua ansiedade. Aprenda sobre a ansiedade de um modo preciso: quanto tempo ela dura, seu nível de intensidade, o que a aumenta e o que a acalma. Quando você tira o mistério da ansiedade, ela perde um pouco de seu controle sobre você, e quando descobrir que pode respirar através da ansiedade fica menos preso ao seu feitiço.

Permissão não tem nada a ver com passividade. Não significa inação; na verdade, é uma precursora da ação fortalecida. Sem a capacidade de ver claramente, não há nenhum insight. Se o que você sabe é distorcido ou incompleto, suas decisões carecem de informações. As melhores escolhas surgem do conhecimento preciso. Portanto, permita-se ver "o que é". Admita o que quer que surja em sua vida sem distorcê-lo.

Uma grande pergunta e resposta

Pare, respire e pergunte: "O que está acontecendo agora?" Faça uma pausa, se concentre e sinta seu corpo. Note as sensações. Procure tensão e ausência de tensão. Sintonize-se com suas emoções. Escute pensamentos. Registre o que está acontecendo em sua experiência.

Sorria gentilmente e diga: "Eu permito esta experiência." Note qualquer tendência a se horrorizar. Sorria de sua aversão e diga: "Eu permito até mesmo isso."

Nomeando o que é

Dê um nome às suas experiências internas. Vamos voltar ao exemplo anterior do pensamento: "Ah, não, o que vai acontecer?" Permita o pensamento para poder se conscientizar dele, e depois se concentre em inspirar e expirar. Agora lhe dê um nome: "Isto é um pensamento". O ato de dar nome tem o efeito de criar um pouco de distância da experiência sem suprimi-la. Você também pode dar nome a emoções e sensações. Quando estiver com medo, permita-se notar seus músculos retesados e seu coração acelerado. Respire e dê nome à sua experiência. Diga: "Isto é medo", e respire de novo. Algo útil acontecerá. Você ainda estará assustado, mas não totalmente encerrado no medo. Nomear lhe dará um pouco de espaço. Sua respiração se tornará mais plena. Você experimentará "o que é" sem ficar preso nisso.

Juntando tudo com a respiração consciente

A plena atenção coloca você em contato com a vida, e se concentrar na respiração é a tábua de salvação que lhe permite fazer isso. Por esse motivo, a respiração consciente é fundamental para a plena atenção. Ela o recoloca de volta em seu corpo e o tira de seus pensamentos. Se você não quer deixar a vida passar, pratique se conscientizar do ar entrando e saindo enquanto respira.

Você sabe como é assistir a um filme e ficar distraído, preocupando-se com o amanhã. Você perde toda uma conversa na tela e depois se concentra de novo nela tentando descobrir o que está acontecendo. Você se vira para seu amigo, que também está assistindo, e pergunta: "O que ele disse?" Seu amigo responde à sua pergunta e vocês dois perdem a conversa atual entre os atores. Passam a ser duas pessoas tentando acompanhar o filme.

Agora digamos que você assiste ao filme e pratica a plena atenção. A maior parte de sua atenção está no que vê e ouve na tela, e uma pequena parte dela se concentra nos movimentos de inspiração e expiração. Em consequência disso, você tende menos a ser distraído por seus pensamentos, mas quando é, o percebe mais rapidamente. Concentrar-se no fluxo contínuo da respiração o mantém espectador, evitando que seja consumido pelos pensamentos. Assim, não só sofre menos se preocupando com o dia seguinte como também evita perder tanto do filme ou desviar a atenção de seu amigo da tela.

Trilhando um caminho de plena atenção

Uma ótima forma de exercitar a plena atenção é a meditação caminhando. Nessa meditação você caminha devagar, dá pequenos passos e coordena seu movimento com sua respiração. Dê alguns passos em cada inspiração e expiração. Deixe sua respiração ser confortável. Note cada pé ao pisar. Sinta onde seus pés tocam o chão. Preste atenção a como seu calcanhar abaixa, seu pé rola e você dá um impulso com a frente de seu pé a cada passo. Prestar atenção dessa maneira o ajuda a estar no momento presente, em vez de ir à frente de si mesmo. Aprecie a respiração e a caminhada. Faça isso sem pressa, devagar. Relaxe enquanto caminha.

Caminhe por caminhar! Você não está com pressa de chegar a um destino, vagando maquinalmente ou se exercitando. Está prestando atenção à sua experiência no momento presente, enquanto caminha. Ao caminhar devagar ao ar livre, olhe ao redor. Sinta o movimento do ar e a temperatura. Assimile as visões e os sons enquanto coordena a respiração com o movimento. Isso o treina a se conscientizar do que está acontecendo em você e ao seu redor no momento presente. Nós adoramos caminhar no bosque, estudar as árvores e folhas, tocar na casca das árvores, sentir o cheiro de mato e observar os raios de sol brilhando através das folhas. Também adoramos sair para o deque e observar corvos, falcões e urubus voando no céu. Rick mostra a Mary as diferentes técnicas de voo dos pássaros e por um momento ficamos parados, absortos no momento presente. Às vezes caminhamos até o lago e observamos os peixes dourados. Quando voltamos para nosso escritório em casa nos sentimos calmos e revigorados. De vez em quando, Mary caminha com plena atenção indo e voltando do banheiro quando está trabalhando em sua clínica de aconselhamento. Você pode caminhar com plena atenção em qualquer local, e faz bem fazê-lo por até mesmo alguns minutos.

Fazer meditação caminhando dentro de casa é uma ótima alternativa ao andar nervoso. A concentração intencional faz toda a diferença. Expire, dê três pequenos passos e olhe para o chão. Inspire, dê três pequenos passos e note as cores. E continue caminhando e observando. Faça isso até se sentir calmo, que é quando você sabe que está obtendo a resposta ao relaxamento.

Implementando a plena atenção

Praticar todos os elementos da plena atenção — estar consciente da respiração, permitir, notar, dar nome à sua experiência interior e perceber os detalhes de seu ambiente — resulta em viver no presente, momento a momento. É claro que isso é difícil de ser feito. Felizmente, você tem infinitas oportunidades de praticar, e é muito divertido. Eis como fazê-lo. Quando você escovar os dentes, note onde a pasta está em sua boca, sinta sua pressão e seu sabor, note sua saliva e, é claro, note que está inspirando e expirando. Quando surgirem pensamentos, dê-lhes o nome "pensamentos". Quando se sentir apressado, dê a essa experiência o nome "pressa". Há muito do que se conscientizar!

No começo, exercite a plena atenção quando estiver realizando tarefas agradáveis para tornar fácil permanecer na experiência. Não importa se você faz isso dirigindo o carro, bebendo café, tomando um banho de chuveiro ou dando uma volta pelo quarteirão. O importante é que faça. Depois de alguma prática, experimente fazer isso com tarefas que tipicamente não aprecia. Você descobrirá algo que lhe dará grande alívio: a tarefa não é tão tediosa ou desagradável quanto você achou que seria. Você só fará o que faz e, quem sabe? Como estará calmo, poderá encontrar modos mais agradáveis de fazer o que precisa ser feito.

Conclusão

Por mais que as práticas de meditação e plena atenção sejam simples, podem representar um desafio pessoal. Trate essas habilidades como se você estivesse aprendendo um novo passo de dança ou uma obra musical, ou se aperfeiçoando no tênis de mesa. Dê algum tempo a si mesmo e entenda que seus esforços são benéficos e não dependem de certa experiência em meditação. Se sua mente está ocupada, você está melhorando sua capacidade de se concentrar e testemunhar. Se sua mente está quieta, tem acesso à quietude e à calma interiores. Como disse o padre Thomas Keating a Mary: "Deus aprecia todos os esforços de amizade." Nós o incentivamos a manter seu compromisso com a meditação. Dedique um pouco de si mesmo e de seu tempo à meditação e ela lhe dará muito em troca.

Conclusão

Capítulo 8

Aliviando a ansiedade com uma vida ética

Um dos maiores deveres que temos no mundo é nos tornarmos os indivíduos que somos convocados a ser.

— John O'Donahue

Algo extraordinário acontece quando você vive com abertura, possibilidade e compaixão. No decorrer de seu dia, descobre que se sente real, engajado na vida e capaz de lidar com a ansiedade quando ela surge. Os ensinamentos de Yoga nos ofereceram princípios segundo os quais viver que são realmente saudáveis e podem nos ajudar a cumprir nosso destino de encontrar a verdadeira felicidade e paz interior. Enquanto a praticamos, descobrimos nossa ansiedade diminuindo momento a momento.

Princípios de autocontrole

O primeiro conjunto de princípios nos mostra como viver harmoniosamente com os outros. Eles nos ajudam a controlar nossos instintos de sobrevivência primitivos que podem facilmente entrar em colapso e causar muitos problemas, inclusive perpetuando trauma e medo crônico. Nós transformamos alguns desses princípios em práticas que podem ajudá-lo a curar a ansiedade, evitar sua recorrência e viver em paz.

Não violência

Acima de tudo está o princípio de não violência. Violência gera mais violência. Os efeitos da violência, agressão e hostilidade vivem em seu corpo como a resposta neurofisiológica ao medo. Vive em sua mente como pensamentos de aversão, julgamento, medo, vingança e complexo de vítima. Abrigar imagens violentas ou se expor a violência em filmes desencadeia a resposta física ao estresse, assim como os atos violentos da vida real. A exposição constante à violência pode tornar você insensível aos seus efeitos, causando grande dano, inclusive ansiedade paralisante. A prática de não violência começa com o compromisso "basta de violência", que significa evitar voluntariamente consumir violência como entretenimento, ou pensar, falar ou agir de formas que perpetuam a violência em sua vida.

Quando você realmente ama, não quer infligir sofrimento. A crueldade não é uma expressão de amor; é motivada por medo, raiva e equívoco. Faz você ver a si mesmo e aos outros como errados ou maus e, quando isso acontece, você fecha seu coração, porque o amor parece doer muito. Por conta disso, pode se sentir isolado, temeroso e desconfiado, e se engajar em um ciclo doloroso de se sentir criticado, ser crítico em relação aos outros e pôr uma fortaleza ao redor do seu coração. Contudo, quando seu coração está aberto, você se sente conectado e experimenta a vida como preciosa. Talvez até mesmo sinta que todos nós somos expressões inseparáveis de uma grande unidade.

Uma pergunta fundamental a ser feita é o que impede seu coração de permanecer aberto aconteça o que acontecer. Para que você se fortaleça, examinaremos a não violência de modos mais profundos e específicos.

A voz interior da crítica

A forma mais prevalente de violência ocorre em sua cabeça, na forma de pensamentos que envergonham, culpam, julgam, ridicularizam, atacam, menosprezam, desencorajam e criticam você e os outros. Eles o mantêm ansioso, desconfiado e na defensiva. Essa forma invisível e sutil de violência tende a passar despercebida; contudo, seu efeito é parecido com o de ser atacado fisicamente. Um ataque físico pode ameaçar sua vida e causar grande dor e dano ao seu corpo físico, mas doses regulares de monólogos interiores degradantes também o derrubam. O preço do abuso emocional constante é imenso porque corrói seu senso de bondade básico. Você não experimenta mais sua vida como preciosa e não se sente seguro, porque está abusando mentalmente de si mesmo. O resultado é medo e mal-estar crônico.

Essa forma de violência pode ocorrer abaixo de sua consciência. Nós vivemos em uma cultura que não só tolera como busca a violência na mídia de notícias e entretenimento. Essa exposição contínua normaliza as imagens e os sons da violência. Provavelmente sua voz interior de crítica está ativa há muitos anos e você se tornou tão acostumado com ela que não reconhece mais como o afeta.

Sem querer, você pode minimizar o efeito devastador da autocrítica. Uma forma silenciosa de abuso verbal, esse tipo de violência reforça velhas histórias básicas sobre ser falho. Suas palavras cruéis para consigo mesmo têm o mesmo efeito de quando alguém lhe diz coisas cruéis e ásperas: você recua por dentro, se enrijece e se sente emocionalmente inseguro. Esse processo ativa sua reação de luta ou fuga.

EXERCÍCIO: ACABE COM A VIOLÊNCIA EM SEU MUNDO INTERIOR

A não violência começa quando você se torna consciente de sua violência interior. Quando se tornar consciente do que o fere, poderá se tratar mais amorosamente e curar sua ansiedade e sofrimento.

Para começar, escreva no alto de uma folha de papel ou página de diário o título "Palavras que ferem". Relacione todas as palavras e frases, como "estúpido" e "Afinal de contas o que há de errado comigo?", que diz silenciosamente para si mesmo e o censuram, minam e repreendem. Acrescente à lista mais palavras que venham à sua mente. Escreva outro título: "Palavras que nutrem." Para cada palavra ou frase cruel escreva duas gentis, como "Tenha calma", "Sim, você pode", "Respire através disso" e "Tudo bem". Crie seu vocabulário de palavras que nutrem, incentivam e valorizam.

Em seu dia a dia, preste atenção ao que diz para si mesmo. Quando ouvir pensamentos violentos, pare e respire. Declare: "Basta de violência." Substitua o pensamento violento por outro que proclame sua bondade, como "Aprecie essa pessoa" ou "Eu amo essa pessoa".

Eis um pouco de perspectiva. Você não comeria propositalmente comida estragada ou tóxica, mas se acidentalmente comesse, a cuspiria assim que o percebesse. Faça o mesmo com as palavras; quando ouvir pensamentos tóxicos em sua cabeça, descarte-os. Depois respire profundamente para se purificar e escolha um pensamento que seja uma declaração de vida para neutralizar o tóxico.

A história de Sam

Sam, dono de uma loja, buscou aconselhamento para ansiedade. Estava muito preocupado com o bem-estar de suas duas filhas em idade escolar. Um dia contou a Mary sobre uma história de assassinato que havia visto na televisão mais cedo naquele dia e como ficara cheio de medo de suas filhas serem feridas a caminho da escola. Sam acrescentou que mantinha em sua loja uma TV ligada no canal de notícias, o que significava que ouvia notícias sensacionalistas durante nove horas por dia, seis dias por semana. Como era bombardeado com violência televisiva, estava "nutrindo" violência em sua mente, imaginando cenas de suas filhas sendo feridas. Ele concordou em mudar imediatamente para um canal esportivo e, durante a conversa que se seguiu, duas semanas depois, contou que seus pensamentos frenéticos de preocupação haviam diminuído. Como não digeria mais uma dieta de noticiários de TV e violência o dia inteiro, sua preocupação com a segurança de sua família diminuíra muito.

Compaixão

Outra prática benéfica é estender a compaixão a si mesmo. Se você sofre de ansiedade crônica, precisa de megadoses de compreensão e encorajamento para acabar com seu medo. Embora seja saudável receber bondade dos outros, é realmente transformador recebê-la de si mesmo e estendê-la aos outros.

Quando você examinar os modos pelos quais a violência vive em você, seja muito gentil, caso contrário, ao se conscientizar de suas palavras de autocrítica, poderá sem querer se mortificar julgando-se duramente por não conseguir deixar de ter pensamentos não gentis, o que por sua vez intensificará sua ansiedade. Trate-se com a mesma compaixão com que uma avó amorosa cuida dos netos.

EXERCÍCIO: CONVERSA COMPASSIVA

Este exercício de compaixão é uma conversa interior que assume a forma de uma resposta compassiva ao seu sofrimento. Se isso o ajudar a ter acesso a uma voz de compaixão, lembre-se de uma pessoa mais velha que foi gentil com você. Se nenhuma vier à sua mente, imagine o que Jesus, Buda, Madre Teresa ou outro ser espiritual lhe diriam. Lembre ou imagine como é confortador ser compreendido. Quando você pratica a compaixão, oferece conforto e compreensão a si mesmo.

Eis uma resposta compassiva: "Sinto compaixão até mesmo por isso." Recite essa resposta quando estiver sendo duro consigo mesmo. Embale-se, se abrace e se conforte sussurrando estas palavras: "Sinto compaixão até mesmo por isso." Essas palavras amorosas tocam sua dor com bondade e são extremamente curativas.

A história de Marjorie

Marjorie há muito temia que aqueles que amava a deixassem, assim como sua mãe tinha feito muitos anos atrás, quando ela era nova. Odiava o fato de se sentir assim e se julgava duramente por isso, e com frequência gritava: "Por que não consigo superar isso?" Ela se censurava por ter esse medo e desejava que ele desaparecesse. Após se censurar mentalmente, sentia-se mal em relação a si mesma. Pelo menos, era assim que costumava ser. Agora que Marjorie tem consciência de seu medo e sua reação violenta a ele, ela pratica uma resposta de compaixão. Eis um trecho de uma conversa que teve consigo mesma:

> *Medo: Não consigo parar de temer que meu marido seja morto em um acidente de carro. Tenho muito medo de que algo lhe aconteça e eu fique sozinha — puxa, aqui estou eu me preocupando de novo por nada; sou muito fraca. Sinto-me péssima.*

> *Resposta compassiva: Ei, espere aí — respire. Sejamos gentis; sinto compaixão por esse medo.*

> *Medo: Eu sei, mas simplesmente não posso parar de me preocupar.*

> *Resposta compassiva: Até mesmo isso — sinto compaixão até mesmo por isso.*

> *Medo: O que há de errado comigo? Não posso fazer isso.*

> *Resposta compassiva: Até mesmo isso — sinto compaixão até mesmo por isso.*

Pouco a pouco ela se acalmou, respirou profundamente algumas vezes e depois disse a si mesma de um modo confortador: "Tudo bem, tudo bem". Dolorosamente consciente de seu medo do abandono, Marjorie sabe o quão rapidamente o monólogo autocrítico aumenta sua ansiedade. Identificou pensamentos como "Eu sou tão fraca" e "O que há de errado comigo" como violentos, porque a desvalorizam. Ela pratica a compaixão quando entra no ciclo de medo intenso seguido de autorrecriminação. Pouco a pouco, a compaixão está criando raízes, conforme ela responde ao seu sofrimento com bondade. Em suas próprias palavras: "Eu me recupero mais rápido e na maioria das vezes o medo não aumenta como costumava fazer. É um grande alívio sentir compaixão. Agora meu medo é uma forma de sofrimento, não um grande fracasso."

Veracidade

O segundo princípio é sobre ser sincero e verdadeiro. Pense no quanto você confia e em como admira as pessoas com essas qualidades. Parecem sólidas, confiáveis e autênticas e você relaxa na companhia delas, porque se sente seguro com elas. E, como sabe, quando se sente realmente seguro pode expressar a si mesmo, inclusive seus medos e suas dificuldades. Quando você está perto de alguém que é mentiroso e dissimulado, provavelmente acha difícil relaxar. Provavelmente fica desconfiado, mantém distância e não mostra sua vulnerabilidade.

A maneira como nos sentimos perto dos outros pode nos ajudar a aprender mais sobre como nos sentimos perto de nós mesmos. Quando os outros são honestos com você, você confia mais neles, e quando *você* é honesto consigo mesmo, se torna mais autoconfiante. Sente-se verdadeiro em vez de falso, como se sente quando finge, evita ou engana. Falar honestamente é fortalecedor, porque quando você diz a verdade tem acesso à sua força, o que diminui a ansiedade que surge de pensar que "não é competente o bastante". Você pode tremer nas bases ao contestar tais mentiras, mas no fundo sabe que está sendo verdadeiro.

Classificando as verdades pessoais

As verdades pessoais têm níveis. Algumas são mais transitórias e superficiais, e outras são mais profundas e importantes e agem como motivadores. Por exemplo, talvez você saiba que precisa ter uma conversa delicada com um membro da família, mas está cansado demais e a fadiga aumenta sua ansiedade. Se você estiver consciente de que pode respirar através de sua ansiedade quando está descansado, adiará a discussão até a manhã seguinte. Estar cansado é uma realidade temporária, mas a verdade mais profunda é que o relacionamento realmente é importante e você quer esclarecer o mal-entendido quando estiver descansado, não exausto.

Digamos que você quer esclarecer um mal-entendido, mas um medo mais generalizado fica em seu caminho. Esse medo age como um motivador que o faz evitar confrontos e deixar as coisas passarem. Nesse exemplo, você tem duas verdades pessoais: está com medo e quer esclarecer um desentendimento. Como o medo é muito forte, você pode considerá-lo mais importante do que seu desejo de se comunicar com as pessoas que ama. Contudo, não é; o medo nos isola e torna desconfiados. Comunicar-se honestamente com os outros nos conecta e nos torna mais capazes de confiar. O primeiro movimento para a cura é determinar que verdades pessoais importam mais. Duas perguntas úteis a fazer são: "O que realmente é importante para mim?" e "O que é mais importante para mim nessa situação?"

EXERCÍCIO: DIGA A VERDADE

Quando você sabe claramente o que é mais importante, é hora de praticar dizer a verdade. Fazer isso o tornará mais forte. Se o medo oculto o impedir de participar de confrontos, comece reconhecendo isso em voz alta para si mesmo. Expresse seu medo: "Quero me manifestar, mas tenho medo." Partilhe isso com outra pessoa e escreva a esse respeito em seu diário. A cada vez que você se expressa, sua capacidade de falar aumenta. Então, quando estiver forte o suficiente, mesmo se tremendo nas bases diga. "Quero me manifestar, mas tenho medo", para a pessoa com quem precisa falar. De fato, dizer essa verdade o fortalecerá para continuar a conversa.

Se você passar a conhecer suas verdades mais fundamentais, o medo se tornará menos motivador. Talvez ainda se sinta ansioso, mas poderá respirar através disso. Quando suas mãos e sua voz tremerem, respire e avance passo a passo. Não volte atrás, porque você tem motivadores mais fortes para seguir em frente, como o amor e seu processo de cura.

EXERCÍCIO: FAÇA UMA GRANDE PERGUNTA

Há momentos em que você descobre algo que não se sentia pronto para saber. O momento não é certo, você está com medo, isso é inconveniente, o deixa desconfortável, ou você não tem energia para tanto. Seja qual for o motivo, você ignora o que sabe que é verdade. Mas é tarde demais! Quando você sabe a verdade, simplesmente sabe. Ela está lá, bem no fundo, trabalhando em você.

Você sabe ao que estamos nos referindo. Essa é a verdade silenciosa e desagradável que continua a surgir. É o conhecimento interior que diz, **A verdade sobre esse relacionamento é _____. Sei que preciso de _____. A verdade é que _____.** Eis uma pergunta maravilhosa que o ajuda a reconhecer conscientemente uma verdade que no fundo já sabe. Faça a pergunta e escute. Espere a resposta.

O que sei sobre mim mesmo e minha vida que tenho ignorado?

EXERCÍCIO: INVESTIGUE OS DADOS

Um modo de combater a ansiedade é fazer uma verificação da realidade de seu medo. Em vez de acreditar automaticamente em seu medo, investigue. Investigue os dados do mundo fora de você.

- O que realmente está acontecendo aqui?
- O que os dados dizem?
- Qual é a verdade da situação?
- O que sei com certeza sobre isso?

Investigue seu mundo interior de pensamentos fazendo estas perguntas:

- Essa crença é verdadeira?

- Os dados comprovam meu pensamento?
- Estou em perigo iminente?

Não roubar

O significado desse princípio é claro: não tirar o que não é seu. Sua interpretação mais óbvia é não tirar coisas materiais que não são suas. Nesta discussão, nós nos concentramos no desejo de ser menos como você e mais como outra pessoa. Em primeiro lugar, tentar ser outra pessoa é frustrante, porque você tenta copiar o que não pode duplicar. Em segundo, causa ansiedade, porque você tenta se privar de ser você. Não se pode obter autoestima de outra pessoa, e o único motivo de querer fazer isso é uma crença inocente na mentira de que você não está fundamentalmente bem. Você cometeu erros; todos nós cometemos. Pessoas boas cometem erros sérios. Você pode ter sido profundamente ferido e se sentir desconfortável em sua própria pele. Pode não ter tido vantagens socioeconômicas e sido incapaz de desenvolver habilidades profissionais altamente técnicas. Pode ter nascido com o que sua cultura particular diz que é o sexo errado, a cor de pele errada ou algo mais errado. Contudo, nada disso significa que você não é valioso.

O pensamento "se ao menos eu pudesse ser como fulano de tal" o torna infeliz, inferior à outra pessoa e imobilizado, porque é uma negação de seu próprio valor sagrado e potencial. Ser inspirado por heróis e heroínas tem um efeito diferente: você se sente encorajado a correr riscos apesar de seu medo. Nós não curamos a ansiedade jogando nossas vidas fora. Nós a curamos nos tornando profundamente envolvidos em preenchê-las.

EXERCÍCIO: PRATIQUE O NÃO ROUBAR

Um mantra poderoso para diminuir o desejo de ser outra pessoa é "Minha essência é pura." Ele não visa negar seus problemas, mas ajudá-lo a não considerar seus erros, suas mágoas e sua falta de oportunidades a soma final de quem é. Você não pode roubar o que é realmente precioso: autoestima, amor, inteligência, contentamento e paz interior. Tampouco pode ser menos do que é, motivo pelo qual a cura e verdadeira felicidade dependem de conhecer e expressar sua bondade básica.

Não acumular

A ansiedade está basicamente ligada à desconfiança — à falta de confiança na forma como a vida é e em nós mesmos. O modo como reagimos à desconfiança básica é nos apegando a experiências passadas e coisas de que não mais precisamos. É como se tentássemos criar segurança acumulando grandes quantidades de comida e roupas. Isso não significa que acumular não seja útil em algumas ocasiões, como quando você compra alimentos extras antes de uma grande tempestade de neve. Além disso, ter um pé de meia pode lhe dar a confiança necessária para abrir um negócio ou sair de um relacionamento doentio. Contudo, não há segurança duradoura no apego a coisas desnecessárias. Isso só nos atrapalha. De certo modo sabemos desse fato, mas nos apegamos porque não confiamos. Não acúmulo é a prática de se livrar do que é desnecessário ou passado.

O apego a bens desnecessários não protege você da vulnerabilidade ou ansiedade. Todos nós temos necessidades básicas para nossas casas e famílias, nossa saúde e nosso trabalho. Mas, fora isso, a maioria dos bens são opcionais. Não fornecem segurança nem felicidade.

Você não se torna uma pessoa mais segura possuindo mais. Quando se apoia em coisas para criar uma identidade ou segurança, com o passar do tempo isso resulta em decepção e ansiedade. A verdadeira confiança provém de reconhecer que você é inerentemente suficiente, já inteiro tal qual é. Lembre-se de que está vivo por dentro e é uma manifestação de Deus, da consciência, do grande mistério ou de como quer que descreva isso. Não precisa se identificar com algo tão finito quanto um bem.

EXERCÍCIO: INVESTIGUE O ACÚMULO

Anote as perguntas a seguir em seu diário e as responda o mais honestamente que puder.

- De que bens realmente preciso?

- O que armazeno e acumulo para me sentir seguro?
- Que bens uso para criar um senso de identidade?
- Do que estou pronto para me desapegar?
- Qual é minha verdadeira fonte de segurança?

Gratidão e não acúmulo

Quando o medo é o motivo do acúmulo, uma prática mais profunda é útil. Ser temeroso o faz querer se apegar. E se você precisar se apegar à sua versão de um amuleto da sorte, deixe estar; não faz mal. Volte-se também para a bondade da vida, mesmo — e especialmente — quando tiver sido ferido por ela. Ser grato o lembra da bondade da vida para não cultivar uma crença assustadora em que a vida é toda ruim. A gratidão é a verdadeira prática do não acúmulo.

EXERCÍCIO: CULTIVE A GRATIDÃO

Faça uma lista diária de agradecimentos. Anote cinco coisas todas as noites pelas quais foi grato(a) durante o dia. Nada é pequeno demais para ser agradecido: um sorriso, um vislumbre da natureza, a ausência de uma dor de cabeça. Agradeça especialmente as coisas simples. Faça uma oração de gratidão todas as manhãs. Dê graças pela dádiva da vida, por pequenas gentilezas e lições aprendidas. Expresse gratidão. Diga às pessoas que você é grato por elas estarem em sua vida. Sussurre "obrigado" para seu alimento, o ar que respira e o chão em que caminha.

Observâncias éticas

Essas observâncias colocam você em maior comunhão com a consciência mais elevada. Assim, o conectam com sua essência divina e são fontes de paz interior. Então, quando a ansiedade ocorre na superfície externa, você não se sente perdido nela. Superficialmente, pode tremer de medo, mas sabe que no fundo é apoiado por um poder superior.

Contentamento

O contentamento é uma grande virtude e um bálsamo para nervos ansiosos. É a capacidade de experimentar a alegria de simplesmente ser no meio do fazer. Descrito como ter um pé em dois mundos, contentamento significa você estar consciente do mistério maior enquanto cuida de sua vida diária. Quando embala seu bebê e sente a presença do que é sagrado, você está contente. Quando embala seu bebê e se preocupa com contas a pagar, você está descontente. A tarefa é a mesma; a experiência é muito diferente.

Você conhece pessoas que não se perdem no frenesi. Elas veem o quadro geral e não se deixam abalar pelas coisas. São de fácil convivência e fluem com a vida em vez de resistir-lhe. Isso não significa que sejam passivas; só não contestam o que é, inclusive suas emoções. Se elas sentem medo, reconhecem-no e seguem em frente. Na verdade, são poderosas porque usam sua energia para lidar com a vida.

Você as ouve dizer, "É assim mesmo", não em resignação, mas com respeito, sentindo o mistério maior. Este ponto de vista lhes permite fazer escolhas sábias sobre como gastar seu tempo precioso e sua energia. As coisas pequenas permanecem pequenas e a vida comum se torna agradável. Como você sabe, a ansiedade se dissolve na presença do contentamento.

EXERCÍCIO: PRATIQUE O CONTENTAMENTO

Contentamento é uma prática muito profunda que cria *samskaras* de felicidade. É um hábito tão fácil de criar quanto o de descontentamento. Eis alguns modos de praticar o contentamento. Um deles é descobrir modos interessantes e agradáveis de realizar tarefas. Sempre que possível, aprecie o que está fazendo. Quando estiver um pouco tenso ou perturbado, inspire e expire e se apoie. Levante os braços acima da cabeça e se alongue; dê um grande bocejo. Fazer isso é tão comum quanto andar e respirar, mas levantar os braços de forma intencional, em vez de distraidamente, o alivia muito.

Autodisciplina

Autodisciplina se refere a você resolver realizar sua prática de Yoga diariamente. Também inclui adotar práticas periódicas, como solidão e retiro. O resultado é um aumento de sua vitalidade espiritual. Você já conheceu ou leu sobre pessoas com radiação espiritual. Elas emanam compaixão, sabedoria e amor à vida, e o inspiram e curam. Esse mesmo fogo espiritual está em você, não importa o quanto possa ser fraco ou forte. Realizar suas práticas o atiça fazendo com que o sinta brilhar dentro de você. Esse fogo é o que consome as toxinas, os equívocos e as tensões que alimentam sua ansiedade. Se você se entregar às suas práticas de Yoga, sua força e vitalidade aumentarão.

EXERCÍCIO: DESENVOLVA SUA PRÁTICA PESSOAL

A prática de Yoga só o ajuda quando você a realiza. Por isso, comprometa-se a realizar uma prática que realmente deseje. Anote-a, programe-a e depois a realize várias vezes por semana. Dedique-lhe um tempo específico diário e se comprometa com ela. Comece onde está, aos poucos, e prossiga passo a passo. Ela não precisa ser longa e extenuante para ser benéfica, mas você tem de aparecer para seu compromisso com o Yoga. Eis um exemplo de programação para uma prática de Yoga diária:

1. Reserve trinta minutos para sua prática e vá para um aposento tranquilo.
2. Comece com uma leitura devota de um texto sagrado.
3. Sente-se quieto por alguns minutos e contemple a leitura.
4. Durante 15 minutos, assuma posturas de Yoga suaves (aqueça-se com o fluxo da postura da ponte e as cinco posturas fáceis; veja o Capítulo 6).
5. Sente-se confortavelmente e pratique a respiração consciente por alguns minutos.
6. Medite ou recite seu mantra por dez minutos ou mais.

Renda-se a Deus ou à realidade máxima

Essa observância significa submissão à realidade máxima, justamente o que é necessário, embora às vezes difícil quando estamos moderadamente ansiosos e tentando nos manter coesos. Sendo a observância de adoração e de devoção, ela trata sobre entregar nossas vidas, nossos problemas e sucessos aos pés do grande mistério. Quando você diz: "Seja feita a vossa vontade, não a minha", está se submetendo a um poder superior e praticando essa observância.

Esse processo também tem a ver com intimidade, do tipo que aumenta com a experiência. Você pode saber como é se voltar para o divino em desespero. Em grande sofrimento, quando todos os seus esforços para se manter coeso e manter sua vida coesa falham, você desaba e lamenta. Seus gritos são um modo de se livrar do que não consegue entender ou controlar. Você só sabe que está esmagado e tem de se render. Ao rezar, sente-se tristemente solitário e, contudo, de algum modo confortado e não só. Talvez não seja fácil se voltar para o que você não pode ver ou compreender, mas quando você consegue, faz uma descoberta que muda sua vida. Percebe que fazer o que quer não aumenta a fé, mas sentir o apoio, a força e a palpável vivacidade da realidade máxima, sim.

EXERCÍCIO: SEU EXERCÍCIO PESSOAL DE RENDIÇÃO

Não há um único modo de praticar. Faça o que o tocar e agradar. Olhe para as estrelas no céu e saiba que está na presença da vastidão. Deite-se no chão e respire. Escreva poemas devotos. Curve-se em humildade. Credite tudo a Deus.

Conclusão

Quando você os leva para dentro de seu coração e sua vida, esses princípios e essas observâncias tornam-se fontes de força e bondade.

Como diretrizes, mostram-lhe como centrar sua vida na verdade e na bondade. Quando você cai, ajudam-no a se reerguer e aceitar sua humanidade. O resultado é que você vive mais em paz entre os outros, vive o extraordinário no comum e vive como se fosse uma manifestação do divino — o que é.

Conclusão

Aqui, no fim do livro, você está onde estava quando começou a lê-lo: no momento presente, prosseguindo passo a passo, respiração a respiração. Só que agora, se esteve praticando, tem mais consciência do que faz. Saiba ou não disso, sementes de grandes possibilidades foram plantadas em você — por você mesmo — que, mais cedo ou mais tarde, germinarão em uma nova vida. Elas estão em suas resoluções de *sankalpa* (veja o Capítulo 5), no monólogo interior que o nutre e na prática do mantra. Você cria espaço para elas crescerem a cada vez que houve aquelas velhas histórias e sussurra: "Equívoco inocente." E cuida amorosamente delas sempre que se dá tempo para ficar em silêncio e ouvir profundamente.

Você aprendeu:

- A respirar e se equilibrar através de ondas de ansiedade.
- Uma prática gentil de posições físicas para confortar seu corpo e abrir seu coração.

- A ouvir compassivamente para pôr fim ao sofrimento de comportamentos autodestrutivos.
- Um conhecimento interior de que é inteiro e realmente precioso.

Você pode se esquecer temporariamente de sua essência interior, mas pode se lembrar de novo. Lembre-se de experiências místicas e ocasiões em que se sentiu profundamente conectado. A paz que permeava essas experiências não é limitada pelo tempo, e você pode, mais uma vez, estar consciente da presença tranquila e amorosa que sentiu naquela época, porque ela sempre está dentro de você.

Ao seguir com sua vida, saiba que suas práticas transformam a sua pessoa. Talvez já ache que sua ansiedade não é tão intensa ou que as coisas que antes o paralisavam não o incomodam tanto. Também pode estar descobrindo que agora é mais fácil ser você mesmo. Seja fiel às suas práticas; deixe-as o apoiarem momento a momento. Você obterá seus benefícios e começará a ver as mudanças acontecendo. Crescer é desafiador, mas você tem a companhia da respiração e do testemunho para fortalecê-lo e apoiá-lo.

Você também pode estar descobrindo que os motivos de grande sofrimento — coisas infelizes que aconteceram, preocupações que carregou durante anos e todo aquele monólogo interior doloroso que o trouxeram para a prática de Yoga — agora o ajudam a conhecer sua essência e seu coração amoroso. A vida é misteriosa no sentido em que nossas dificuldades também são nossos mestres. Se aceitarmos tudo que acontece, talvez a angústia de nossa ansiedade realmente nos ajude a descobrir os seres belos e espirituais que somos. E quando conhecemos a verdade, nos tornamos incapazes de perpetuar os padrões prejudiciais que causam sofrimento para nós mesmos e os outros. Talvez esse seja o modo pelo qual nossa cura da ansiedade traz alegria e decência para o mundo que nos cerca.

Referências

Benson, H., *A resposta do relaxamento*. Rio de Janeiro: Record, 1995.

Brefczunski-Lewis, J.A., A. Lutz, H.S. Schaefer, D.B. Levinson e R.J. Davidson. 2007. Neural correlates of attentional expertise in long-term meditation practitioners. *Proceedings of the National Academy of Sciences* 104 (27):11483-88.

Cannon, W. 1915. *Bodily Changes in Pain, Hunger, Fear and Rage: An Account of Recent Researches into the Function of Emotional Excitement*. Nova York: Appleton and Company.

Desikachar, T.K.V., *O coração do Yoga*. São Paulo: Jaboticaba, 2010.

Eriksson, P.S., E. Perfilieva, T. Björk-Eriksson, A.M. Alborn, C. Nordborg, D.A. Peterson e F.H. Gage. 1998. Neurogenesis in the adult human hippocampus. *Nature Medicine* 4:1313-17.

Felitti, V.J., R.F. Anda, D. Nordenberg, D.F. Williamson, A.M. Spitz, V. Edwards, M.Pl. Koss e J.S. Marks. 1998. Relationship of childhood abuse and household dysfunction to many of the leading causes of death in adults: The Adverse Childhood Experiences (ACE) Study. *American Journal of Preventive Medicine* 14 (4):245-58.

Feuerstein, G., *A tradição do Yoga*. São Paulo: Pensamento, 2001.

Forbes, B. 2004. Stuck in a rut. *Yoga Journal*, agosto.

Forbes, B., C. Akturk, C. Cummer-Nacco, P. Gaither, J. Gotz, A. Harper e K. Hartsell. 2008. Yoga therapy in practice: Using integrative Yoga therapeutics in the treatment of comorbid anxiety and depression. *International Journal of Yoga Therapy*, vol. 18:87-95.

Green, E., e A. Green. 1977. *Beyond Biofeedback*. Nova York: Delacorte Press/Seymour Lawrence.

Iyengar, B.K.S. 1993. *Light on the Yoga Sutras of Patanjali*. São Francisco: HarperCollins Publishers.

Kabat-Zinn, J., A. Chapman e P. Salmon. 1997. The relationship of cognitive and somatic components of anxiety to patient preference for alternative relaxation techniques. *Mind/ Body Medicine* 2:101-09.

Kasamatsu, A., e T. Hirai. 1966. An electroencephalographic study on the Zen meditation (zazen). *Folia psychiatrica et neurologica Japonica* 20 (4):315-36.

Kessler, R.C., W.T. Chiu, O. Demler e E.E. Walters. 2005. Prevalence, severity, and comorbidity of 12-month DSM-IV disorders in the National Comorbidity Survey Replication. *Archives of General Psychiatry* 62 (6): 617-27.

Kraftsow, G. 2002. *Yoga for Transformation: Ancient Teachings and Practices for Healing the Body, Mind, and Heart*. Nova York: Penguin Compass.

Lasater, J. 1995. *Relax and Renew: Restful Yoga for Stressful Times*. Berkely, CA: Rodmell Press.

Lazar, S.W., C.E. Kerr, R.H. Wasserman, J.R. Gray, D.N. Greve, M.T. Treadway, M. McGarvey, B.T. Quinn, J. A. Dusek, H. Benson, S. L. Rauch, C.I. Morre e B. Fischl. 2005. Meditation experience is associated with increased cortical thickness. *Neuroreport* 16 (17):1893-97.

LeDoux, J. 1998. *The Emotional Brain: The Mysterious Underpinnings of Emotional Life*. Nova York: Simon and Schuster.

_____. 2007. Emotional memory. *Scholarpedia* 2 (7):1806.

Lutz, A., L.L. Greischar, N.B. Rawlings, M. Ricard e R. J. Davidson. 2004. Long-term meditators self-induce high-amplitude gamma synchrony during mental practice. *Proceedings of the National Academy of Sciences* 101 (46):16369-73.

Mallinger, A.E., e J. DeWyze. 1992. *Too Perfect: When Being in Control Gets Out of Control*. Nova York: Fawcett Columbine.

McCall, T. 2007. *Yoga as Medicine: The Yogic Prescription for Health and Healing*. Nova York: Bantam Books.

Murphy, M. 1999. Scientific studies of contemplative experiences: An overview. In *The physical and psychological effects of meditation: A review of contemporary research with a comprehensive bibliography, 1931-1996*, 2ª Ed., M. Murphy and S. Donovan, ed. E. Taylor. Petaluma, CA: Institute of Noetic Sciences.

Pearce, J.C. 2002. *The Biology of Transcendence: A Blueprint of the Human Spirit*. Rochester, VT: Inner Traditions International.

Sapolsky, R.M. 2004. *Why Zebras Don't Get Ulcers*. Nova York: Henry Holt and Company.

Schwartz, J.M. e S. Begley. 2002. *The Mind and the Brain: Neuroplasticity and the Power of Mental Force*. Nova York: HarperCollins Publishers.

Stiles, M. 2002. *Yoga Sutras of Patanjali*. Boston: Red Wheel/Weiser.

Swami Durgananda. 2002. *The Heart of Meditation: Pathways to a Deeper Experience*. South Fallsburg, Nova York: Siddho Yoga Publications.

Swami Rama. 1988. *Path of Fire and Light*. Vol. 2. Honesdale, PA: The Himalayan Institute Press.

Swami Rama, R. Ballentine e Swami Ajaya. 1976. *Yoga and Psychotherapy: The Evolution of Consciousness*. Honesdale, PA: Himalayan International Institute.

Van der Kolk, B. 2006. Clinical implications of neuroscience research in PTSD. Em *Psychobiology of posttraumatic stress disorder: A decade of progress*, ed. R. Yehuda. Nova York: New York Academy of Sciences.

Este livro foi composto na tipologia Adobe Garamond Pro,
em corpo 11/15 e impresso em papel Offset 75 g/m²
na Markgraph.